# 康复理疗仪器与训练设备使用操作指导

李爱萍　夏　华　著

人民体育出版社

**图书在版编目（CIP）数据**

康复理疗仪器与训练设备使用操作指导／李爱萍，
夏华著. —北京：人民体育出版社，2022（2023.10 重印）
ISBN 978-7-5009-6163-5

Ⅰ. ①康… Ⅱ. ①李… ②夏… Ⅲ. ①康复训练－医
疗器械－使用方法 Ⅳ. ①R493

中国版本图书馆 CIP 数据核字（2022）第 048174 号

\*

人 民 体 育 出 版 社 出 版 发 行
北京中献拓方科技发展有限公司印刷
新 华 书 店 经 销

\*

710×1000　16 开本　16 印张　291 千字
2022 年 11 月第 1 版　　2023 年 10 月第 2 次印刷

\*

ISBN 978-7-5009-6163-5
定价：70.00 元

社址：北京市东城区体育馆路 8 号（天坛公园东门）
电话：67151482（发行部）　　　邮编：100061
传真：67151483　　　　　　　　邮购：67118491
网址：www.psphpress.com

（购买本社图书，如遇有缺损页可与邮购部联系）

# 前　言

　　康复理疗仪器及训练设备是康复实验室的重要技术装备，是高校人才培养中进行教学和科学研究的基本条件，同时也是高校学科建设与科研的重要组成部分。为科学合理地利用实验室资源，强化学生的理疗器材基础知识学习并提高动手操作能力，杜绝仪器设备操作事故的发生，特编写以康复理疗仪器和训练设备使用为主的指导图书。书中主要内容为目前运动康复所涉及的理疗仪器、训练设备的使用方法及实践操作，主要包括牵引疗法、高频电疗法、中频电疗法、低频电疗法、超声波疗法、光疗法、体外冲击波疗法、传导热疗法、磁疗法、压力疗法等操作使用方法及传统康复治疗方法的实践操作。本书结合物理治疗学基本知识，将临床常用物理治疗方法与理疗仪器应用相结合，将理论与实践操作进行系统的有机整合，不仅可以增强学生对相关基础知识的理解，还可以帮助学生将理论应用于实践，同时更有利于对学生的实习实践操作进行指导。

# 目 录

# 第一章　物理治疗概述

## 一、概述

物理治疗学（physical therapy or physiotherapy，PT）包括物理因子治疗技术、运动治疗技术及手法治疗，是康复医学中的一个重要组成部分。物理治疗学是研究如何通过功能训练、手法治疗，并借助于声、光、电、磁、冷、热、水、力等物理因子来提高人体健康水平、预防和治疗疾病，恢复、改善或重建躯体功能的专门学科。物理治疗分为三大类，第一类是以功能训练为主要手段的运动疗法或运动治疗；第二类是以各种物理因子治疗为主要手段的治疗方法，又称为理疗；第三类则是手法治疗。通过徒手及应用器械对患者进行训练以达到伤病治疗及功能恢复的方法称为运动疗法；使用物理学因素（声、光、电、磁、冷、热、水等）进行伤病治疗及促进康复的方法称为理疗；手法治疗则包括了中医手法治疗及西医手法治疗，中医手法治疗常见的如推拿按摩，西医手法治疗如关节松动术、西医推拿术。

物理治疗主要通过调节人体神经、体液、内分泌，从而达到防治疾病和康复的目的。

物理治疗属于外界条件刺激，具有动力性和信息性的作用，可以调节人体生理过程、促进机体功能康复和增强机体的适应能力。物理治疗具有镇静催眠、改善血液循环、兴奋神经和肌肉、消炎镇痛、调节自主神经及内脏功能，可以松解粘连及软化瘢痕，同时还可以通过功能性刺激促进机体功能恢复，提高活动能力和社会参与能力。

## 二、物理治疗的作用

物理治疗可以应用于身体的各个系统，如运动系统、神经系统、循环系统及各种损伤引起的功能障碍等，在骨关节损伤引起的功能障碍方面应用广泛。适用

1

于多种慢性疾病、退行性变疾病的康复治疗，如骨关节损伤引起的疼痛、腰扭伤引起的腰痛、神经性头痛、骨质疏松、腰背部筋膜炎等。通过物理治疗可以改善和消除疾病损伤引起的各种病理变化。

物理因子治疗的作用方式包括直接作用和间接作用两种。直接作用是指物理因子直接引起局部组织的生物物理和生物化学的变化，被称为直接作用，不同的物理因子对人体的直接作用深度不尽相同。间接作用是指物理因子作用于人体后可以通过热或热外作用，包括穴位—经络等一系列的理化变化而发挥作用。

## （一）运动治疗的作用

运动治疗是指按照科学性、针对性、循序渐进性的原则，最大限度地恢复或改善患者已经减弱或丧失的器官功能，预防和治疗肌肉萎缩、关节僵硬等并发症的一种治疗方法。运动治疗的主要作用有以下几个方面。

### 1. 维持和改善运动器官的功能

运动治疗可以促进全身血液循环，增加骨骼肌肉系统的血液供应，促进关节滑液的分泌，对挛缩和粘连的软组织起到牵伸的作用，维持和改善关节的活动范围，提高并增强肌肉的力量和耐力，从而改善和提高平衡及协调能力；运动治疗还可以预防和延缓骨质疏松，维持和改善运动器官的形态和功能。

### 2. 促进代偿功能的形成和发展

经过系统运动治疗后，患者的某些功能仍难以完全恢复，可以通过对健侧肢体或非损伤组织的训练，发展其代偿能力，进而补偿其丧失的功能。例如，偏瘫或截瘫患者经过正规的运动治疗后，患肢功能仍未能恢复，就可以通过训练其代偿能力，最大限度地实现患者生活自理。

### 3. 增强心肺功能

机体运动时肌肉需要做功，因此会消耗身体内部的能源底物，增强器官的新陈代谢，心肺功能水平会高出休息水平几倍、几十倍，增加的程度与运动的强度成正比。大量的血液在运动时流向肌肉，会出现心率加快、心输出量增加、胸廓和横膈的活动幅度增大、呼吸加深加快，心肺的功能活动也相应增加，适应机体活动的需要。

**4. 提高神经系统的调节能力**

适当的运动可以保持中枢神经系统的兴奋性，提高神经系统的反应性和灵活性，维持机体正常的生理功能。运动可以提高神经系统的调节能力，调整和协调全身各个脏器的功能。

**5. 增强内分泌系统的代谢能力**

主动运动可以促进人体的糖代谢，减少胰岛素分泌，维持正常血糖水平；通过运动的刺激可以增加骨组织对矿物质（如钙、磷）的吸收。适当的运动可以增强内分泌系统的代谢能力，用于治疗糖尿病、骨质疏松等病症。

**6. 调节精神和心理**

运动过程中机体代谢活动增强，肾上腺素分泌增加，情绪得到改善，可以缓解精神和心理压力，阻止抑郁或焦虑情绪与躯体器官功能紊乱之间的恶性循环，达到调节精神和心理、促进机体健康的目的。

## （二）物理因子治疗作用

物理因子在临床上有着广泛应用，对人体的作用具有共同性和特异性。

共同性主要表现为物理因子作用于人体后所产生的生理作用和治疗作用两方面。

生理作用：物理因子可以改变组织细胞及体液内离子的比例和微量元素含量；引起体内某些物质分子（如蛋白质分子、水分子等）结构变化；调节物质代谢；影响各种酶的活性；增强血液和淋巴液循环；使机体内部产生生物学高活性物质；改变生物膜、血管、皮肤、黏膜和其他组织的通透性；引起机体组织温度的改变；调节神经内分泌的功能；提高单核吞噬细胞系统的功能等。

治疗作用：可以促进神经内分泌信息控制系统功能障碍的消除；改善机体组织器官的营养和血液循环，促进组织修复和再生；提高机体或某些器官、系统的功能水平；提高机体全身或局部的抵抗力；具有消炎、镇痛、消肿的作用；可以起到缓解痉挛的作用；促进药物向组织器官渗透等；增强机体的适应能力。

特异性是指不同的物理因子可以选择性地作用于不同的细胞、组织和器官。例如，超短波对巨噬细胞系统、结缔组织及血管系统作用显著，可以作用于自主神经内分泌信息控制系统、骨组织等；紫外线更多作用于外胚层组织及表皮、皮肤神经末梢感受器；直流电对于周围神经末梢感受器和周围神经纤维作用更佳。

不同的物理因子具有不同的治疗作用，主要表现在以下几个方面。

### 1. 镇痛作用

疼痛可以由多种原因引起，如损伤、炎症、缺血、痉挛、肌力不平衡、反射性甚至精神因素等，在一定条件下均会引发疼痛。应用物理因子进行镇痛治疗，需要操作者明确诊断，结合患者的具体情况，选择合适的物理因子进行治疗。例如，炎症性疼痛以抗感染治疗为主；痉挛性和缺血性疼痛可采用温热疗法，改善缺血并消除痉挛；神经、神经根痛可以采用直流电药物离子（如麻醉类药物）导入疗法，以阻断痛觉冲动传入，或应用低、中频电疗法，关闭疼痛闸门，激发镇痛物质的释放缓解疼痛。

### 2. 消炎作用

多种物理因子都具有消炎作用，适用于各种原因导致的急、慢性炎症。治疗师可以针对患者不同的症状采用不同的物理因子疗法进行治疗。对于表浅层的急性化脓性炎症，可以选用紫外线照射疗法或者抗生素离子导入疗法治疗；对于较深层的炎症可以选择超短波（无热量）或微波疗法；对于慢性炎症，可以采用短波/超短波疗法、磁场疗法、低/中频电疗法或温热疗法进行治疗。物理因子治疗可以通过改善微循环，加速致炎物质排出及提高机体的免疫功能发挥其消炎作用。

### 3. 调节机体免疫功能及杀菌的作用

紫外线、红外线、磁场等物理因子具有增强和调节机体免疫功能的作用。部分物理因子或影响细胞免疫或促进体液免疫，或同时影响两者。紫外线具有很强的杀菌作用，$254 \sim 257$nm光谱杀菌效果最强，可以杀灭金黄色葡萄球菌、枯草杆菌、铜绿假单胞菌、炭疽杆菌、溶血性链球菌等。紫外线的杀菌机制主要使细菌和病毒的蛋白质发生变性和离解，核酸中形成胸腺嘧啶二聚体，破坏DNA的结构和功能，使细菌失去正常的代谢、生长、繁殖能力，甚至死亡。

### 4. 缓解痉挛作用

各种具有热作用的物理因子疗法可以有效地缓解痉挛。例如，有作用于较深组织的短波、超短波和微波疗法，也有作用于表浅组织的石蜡疗法、红外线疗法、湿热包疗法等，还有作用于全身的热水浴疗法、光浴疗法等。由于热作用可以降低肌梭中传出神经纤维的兴奋性,减弱牵张反射,使肌力下降,因此可以起到缓解痉挛的作用。

### 5. 兴奋神经肌肉作用

应用低、中频电流,包括间动电流、干扰电流、调制中频电流,可以引起运动神经及肌肉兴奋,用于治疗周围性神经麻痹和肌肉萎缩,也可以用于增强肌力的训练。这些物理因子疗法均具有明显的兴奋神经肌肉的效果,其引起兴奋作用的机制是由于细胞膜受到电刺激后,离子通透性和膜电位产生变化,形成动作电位,引起肌肉收缩反应,发生兴奋。感觉障碍者可以使用感应电疗法或达松伐尔电疗法等。

### 6. 镇静与催眠作用

电睡眠疗法、镇静性离子导入疗法、颈交感神经节超短波疗法、静电疗法、磁场疗法、温水浴、按摩疗法等,具有镇静催眠的作用。由于这些物理疗法增强了大脑皮质扩散性抑制,缓解了全身紧张状态,因而产生镇静与催眠的效果。

### 7. 软化瘢痕、松解粘连作用

音频电疗法、石蜡疗法、碘离子导入疗法及超声波疗法都可以改变结缔组织的弹性,增加其延展性,临床常用于治疗术后瘢痕和组织粘连,具有明显的软化瘢痕和松解粘连的作用。

### 8. 加速伤口愈合、促进骨痂形成的作用

应用小剂量紫外线照射伤口,可以在防止和控制感染的同时,刺激机体肉芽组织生长,加速上皮搭桥和创口愈合的过程。与单纯外科换药处理伤口相比,使用锌离子导入和达松伐尔电疗法治疗下肢静脉曲张形成的溃疡,愈合时间显著缩短。弱直流电极、干扰电疗法、经皮神经电刺激、低频脉冲电磁场和超声波疗法均能促进骨质生长,加速骨折愈合。

## 三、常用的物理因子治疗方法分类

康复医学领域应用的物理因子治疗方法种类很多,大致可以分为自然物理因子和人工物理因子两大类。

### 1. 自然物理因子

自然物理因子包括自然物质和自然环境，如空气、阳光、泥土、矿泉、岩洞、森林、高山、时序、方向等。由于人体会受到自然因素的影响，不同的自然因素又会对人体产生不同的影响，因此有选择性地、有针对性地利用自然物理因素影响人体，可以达到康复治疗的目的。

### 2. 人工物理因子

人工物理因子是指通过人工的方式获得的物理因子。正因如此，这些物理因子具有良好的操控性，如声、光、电、磁、冷、热等。具体分类如下：

（1）超声波疗法。超声波是指频率高于20kHz的声波，是一种机械振动波。在实践中使用超声波治疗疾病的方法称为超声波疗法。传统的超声波疗法多采用800kHz的连续超声波。近些年，临床上常使用1～3MHz较高频超声波、30～50kHz较低频超声波及脉冲超声波，常用的治疗操作方法有接触法、水囊法、水下法、药物透入法等，不同频率的超声波对治疗与康复有不同的作用。

（2）光疗法。应用人工光源或日光辐射防治疾病和促进机体恢复的方法称为光疗法。光波的波长为1000μm～180nm。光波按波长排列，依次分为红外线、可见光和紫外线，光疗法主要包括红外线疗法、蓝紫光疗法、紫外线疗法和激光疗法等。

（3）电疗法。应用电流进行疾病治疗的方法称为电疗法。根据治疗所采用电流频率的不同，将电疗法分为低频电、中频电、高频电疗法及直流电疗法、静电疗法等。电流频率的基本计量单位为赫（赫兹，Hz）、千赫（kHz）、兆赫（MHz）、吉赫（GHz），各级之间按千进位换算，即 $1kHz = 1000Hz$；$1MHz = 1000kHz$；$1GHz = 1000MHz$。

（4）磁疗法。应用磁场作用于人体穴位或患处，以达到治疗疾病的方法称为磁疗法。它包括静磁场法（属于恒定磁场）和动磁场法。动磁场法又分为脉动磁场疗法、交变磁场疗法和脉冲磁场疗法。临床上多采用脉冲磁场疗法。

（5）低温疗法。利用低温治疗疾病的方法称为低温疗法。共分为两类，一类是利用低于体温与周围空气温度，但在0℃以上的低温的物理因子（冷水、冰等）刺激皮肤或黏膜以达到治疗疾病的物理治疗方法，称为冷疗法。它作用于人体后不引起组织损伤，通过寒冷刺激引起机体发生一系列功能改变，来达到治疗疾病的目的。另一类是利用0℃以下的低温治疗疾病的方法，称为冷冻疗法。其中 -100℃ 以下的治疗为深度冷冻疗法，属于外科范畴。

（6）传导热疗法。利用各种热源为介体，将热直接作用于机体以治疗疾病的方法，称为传导热疗法，又称温热疗法。常用的传导热疗法主要包括石蜡疗法、湿热袋敷疗法、蒸汽疗法、泥疗法、热气流疗法等。

（7）水疗法。应用水治疗疾病的方法称为水疗法。水疗法包括淋浴、冲浴、擦浴、浸浴、蒸汽浴、气泡浴、药物浴、水中运动等。由于所应用的水温、水的成分及作用方式、作用压力与作用部位的不同，水疗法的治疗作用及适应范围也不尽相同。

### 3. 其他物理因子疗法

（1）压力疗法。在身体患病部位的外部施加一定的压力，从而达到治疗某些疾病的一种疗法，包括肢体压力疗法和局部压力疗法。通常使用的肢体压力疗法有气囊袖套式或腿套式正压治疗；局部压力疗法多用于肥厚性瘢痕的治疗，也可以用于治疗肢体水肿，多采用压力套、压力绷带、压力衣等进行治疗。

（2）冲击波疗法。冲击波是利用能量转换和传递原理，造成不同密度组织之间产生能量梯度差及扭拉力，并形成空化效应，产生生物学效应。冲击波分为机械波和电磁波，作用于局部组织而达到治疗效应。冲击波具有声学、光学和力学的某些性质，广义上的冲击波是指如震动、雷电、爆炸和超音速航空器等产生的冲击波，具有压力瞬间增高和高速传导的特性，冲击波的能量是超音波的一千倍左右。冲击波作用于人体造成物理冲击时，可以刺激生长激素的释放，促使微血管新生，具有促进组织代谢、再生循环及修复止痛的功能，适用于肌腱、筋膜病变引起的慢性疼痛及骨折未愈合等的治疗。

# 第二章　牵引疗法

## 第一节　概述

### 一、定义与分类

#### （一）定义

牵引（traction）疗法是指运用作用力与反作用力的力学原理，通过外力（手法、器械或电动装置产生的外力）向人体某一部位（如脊柱或四肢关节等）施加牵引力，使关节面发生一定的分离、关节周围软组织得到适当的牵伸，从而达到治疗疾病目的的一种方法。

临床常用的牵引方法有颈椎牵引、腰椎牵引等。应用牵引器械如颈椎牵引套（枕颌带）、重物和滑轮的牵引力治疗颈椎疾病的方法称为颈椎器械牵引疗法。颈椎徒手牵引疗法是在颈椎器械牵引之前，先使用手法牵引以了解患者是否适用器械牵引治疗，以及了解合适的牵引力量、角度的一种治疗手段。腰椎器械牵引疗法主要利用牵引床（分为器械式和电动式）来牵引，牵引时患者仰卧在牵引床上，用胸廓牵引带固定上半身，骨盆牵引带固定腹部和骨盆。腰椎反悬牵引疗法是利用患者自身重力进行牵引，同时在反悬状态下进行腰部运动来治疗疾病的一种牵引方法，但此方法对部分人群不适用，所以需要操作者更加严格地掌握适应证。

作用于脊柱（颈椎或腰椎）的力为人体轴向牵引力，而四肢关节一般为切线牵引力。牵引治疗的效果与牵引角度、重量、时间密切相关。需要注意两个概念即牵引与牵伸（stretching），二者的区别在于牵引的主要目的是牵拉关节，而牵伸的目的是牵拉肌肉、韧带等软组织。

## （二）分类

（1）根据牵引时患者体位分类：卧位牵引（仰卧位牵引、俯卧位牵引）、坐位牵引。

（2）根据牵引力来源分类：滑车—重锤牵引、徒手牵引、身体自重牵引、电动牵引。

（3）根据牵引时患者身体的垂直方向分类：水平位牵引、垂直位牵引、斜位牵引。

（4）根据治疗部位分类：脊柱牵引（颈椎牵引、胸椎牵引、腰椎牵引）、四肢关节牵引（包括皮牵引、骨牵引）。

（5）根据牵引力作用的连续性分类：持续牵引、连续牵引和间歇牵引。

（6）根据牵引的时间长短分类：长时间牵引、短时间牵引。

## 二、牵引的生理学效应及其影响因素

脊柱牵引的生理学效应及其影响因素大致为以下几个方面：

（1）牵引可以使脊柱机械性地拉长。有研究表明，按照正确的操作沿脊柱轴向施加牵引作用力，可使脊柱机械性拉长 8mm 左右，因此，牵引可以应用于脊柱压缩、侧弯等体位性疾病的治疗。患者体位、牵引重量、牵引角度、摩擦力大小及使用的牵引装置均可以影响脊柱的拉长效果。

（2）牵引可以放松脊柱肌肉，缓解肌肉痉挛。有研究表明，牵引后腰部肌肉肌电活动变慢，放松腰部的肌肉，缓解由于肌肉紧张或痉挛引起的疼痛，具有进一步增大椎体分离的作用。脊柱的屈伸角度、患者的体位、牵引重量和时间均有可能影响脊柱周围肌肉的紧张程度，因此，在操作中需要根据患者的实际情况及时调整上述影响因素，达到最佳的治疗效果。

（3）牵引可以引起椎体周围小关节的松动。脊柱受到牵引力的作用会引起椎体周围小关节作用力产生变化，导致小关节面之间产生分离或压缩，这些情况均有可能引起椎体周围小关节的松动。牵引的三要素、脊柱的屈伸及旋转变化均可以对小关节的松动效果产生影响。

（4）牵引可以有效地缓解疼痛。在牵引的作用下，局部的血液循环得以改善，椎间孔处硬脊膜、血管和脊神经根的压力得以缓解，局部有害的炎性刺激物的浓度降低；牵引引起椎间隙的增大，降低对脊神经根损害的刺激或压迫；牵拉软组织的机械伸展力量可以增加脊柱相应节段的活动，缓解由于活动受限或软组织损伤导致的肌肉紧张性疼痛。

## 三、牵引的治疗作用

（1）牵引可以加大椎间隙、椎间孔和增加椎管容积，减轻对神经根的压迫。

（2）牵引可以纠正椎间小关节的错位，恢复脊柱的正常排序。

（3）牵引可以增加关节的活动范围，调节和恢复已破坏的颈椎和腰椎平衡。

（4）牵引可以解除肌肉痉挛，缓解疼痛，促进炎症消退，有利于修复病损组织。

（5）牵引有利于脊柱外伤时早期的制动和复位。

（6）牵引可以牵伸挛缩的关节囊和韧带，松解粘连的软组织，改善脊柱和四肢关节的活动范围。

牵引在临床上应用广泛，常用于治疗脊柱和四肢关节疾病，在实际应用中常与运动疗法、物理因子、推拿和关节松动术等技术相结合使用。

# 第二节　颈椎牵引

颈椎牵引是应用牵引器械如颈椎牵引套（枕颌带）、重物和滑轮的牵引力治疗颈椎疾病的方法，称为颈椎器械牵引疗法。

## 一、颈椎牵引的治疗作用

适用于各型颈椎病，包括颈型、神经根型、症状较轻的椎动脉型和交感神经型、轻度脊髓型但脊髓受压症状不明显者；颈椎关节功能紊乱，颈椎失稳，颈椎侧弯、后突畸形，颈椎骨折、脱位的固定；颈部肌肉疼痛导致的痉挛、颈椎退行性疾病、肌筋膜炎等引起的严重颈肩痛；儿童自发性寰枢椎关节半脱位无手术指征者。

颈椎牵引的治疗作用如下：

（1）颈椎牵引可以牵伸挛缩组织，改善脊柱的正常生理功能。颈椎疾病常见的症状为疼痛和颈椎关节活动受限，因此会导致其周围肌群发生继发性痉挛

（慢性肌肉劳损患者，则可能发生原发性肌痉挛）。继发的肌痉挛会进一步加重压迫症状，并使关节活动减少，血液循环不畅。通过牵引可以牵张挛缩的关节囊、韧带和周围的肌群，放松痉挛肌肉，减少颈椎的应力，缓解症状，改善或恢复脊柱的正常生理功能。

（2）颈椎牵引可以增大椎间隙，颈椎牵引带沿身体纵轴方向对颈椎施加拉力，通过对抗身体重量可以增大椎间隙，椎间盘因此产生负压，可以降低椎间盘组织向周缘的外突压力，从而促使突出物回纳复位，同时牵引使后纵韧带紧张并起到向前推压的作用，改善突出物（椎间盘）或骨赘（骨质增生）与周围组织的相互关系，缓解神经根受压程度。$C_{5-6}$、$C_{4-5}$、$C_{6-7}$ 是颈椎活动最大部位，同时也是颈椎病的好发部位。有研究表明，颈椎牵引可以使椎间隙累计延伸 1cm，伸张被扭曲的椎动脉，促进血液循环，改善临床症状。

（3）颈椎牵引可以扩大椎间孔，减轻神经根压迫症状。由于椎间孔变窄，神经根型颈椎病在一些继发性因素下会出现局部充血、水肿，加重神经根的压迫症状。颈椎牵引可以扩大椎间孔，缓解椎间孔中的神经根和动、静脉所受的压迫和刺激，松解粘连，消除水肿，减轻压迫症状，改善局部血液循环，促进损伤的软组织修复。

（4）颈椎牵引可以纠正椎间小关节的紊乱。颈椎疾病会继发小关节功能紊乱、半脱位或滑膜嵌顿。通过牵引可以缓解肌肉痉挛，解除嵌顿的小关节囊，恢复小关节的正常对位关系，调整错位关节和椎体的滑脱，并恢复颈椎正常的生理弧度。

（5）颈椎牵引可以恢复颈椎的正常排序。对于遭受颈椎骨折、脱位又无法承受大重量牵引的患者，可以通过颈椎小重量持续牵引限制颈椎活动，在脊柱外伤的早期，可以起到制动、固定和复位作用，有助于颈椎正常排序的恢复。

## 二、颈椎牵引的主要方法

### （一）颈椎徒手牵引

颈椎徒手牵引通常是在颈椎器械牵引之前，治疗师使用手法牵引来了解患者是否适合应用器械牵引治疗，以及了解合适的牵引力量、角度的一种治疗手段，是治疗师用手对患者颈部进行牵伸达到治疗目的的一种治疗方法，分为徒手坐位牵引和徒手卧位牵引两种方式。

### 1. 颈椎徒手牵引的作用

颈椎徒手牵引在颈椎病治疗过程中可以配合推拿手法使用。它的主要作用有两个方面。

（1）治疗作用：适用于轻度颈椎患者。

（2）颈椎患者在做牵引治疗前，尤其是做机械牵引前，可以使用徒手牵引方式作为前期的尝试性手段。在徒手牵引过程中，治疗师可以根据患者的实际情况，对患者的牵引角度和患者头部的位置进行控制。治疗师也可以通过手指作用于患者颈椎棘突，控制牵引的椎体水平。另外，颈椎徒手牵引在患者颞颌关节处无额外的压力，相较于机械牵引，患者感觉会更加舒适。

### 2. 徒手坐位牵引方法

（1）患者取坐位，坐在治疗凳上，全身放松。治疗师站立于患者身后，双手拇指置于患者的枕后，其余手指置于患者的下颌部。治疗师双手同时向上发力支持患者头部重量，将患者头部沿身体纵轴方向向上拔伸，并维持 20～30s。操作方法类似临床检查颈部的提颈试验。

（2）治疗师位于患者背后，嘱咐患者颈部前屈5°，用腹部抵住患者头颈处，双手掌重叠，掌心朝上，托住患者下颌，双上肢伸直。治疗师足跟缓缓提起，对患者颈部肌肉进行持续牵拉，约1min。

**备注**：治疗师在操作时应向上方拔伸，避免头后仰拔伸操作，即颈部处于前屈角度。由于颈项部肌肉在放松状态下，容易发生小关节移位，会对脊髓造成损伤，特别是患者有严重的骨质增生及脊髓型颈椎病。在进行颈椎牵引治疗前，这种牵引方法可以作为预试验，如果患者症状缓解或降低，则表明牵引治疗有效。若症状加重，则表明该患者可能不适宜应用颈椎牵引治疗。

### 3. 徒手卧位牵引方法

（1）患者仰卧于治疗床上，全身放松，头颈部稍前屈。

（2）治疗师立于治疗床头或坐位，用双手支持患者头部重量。上方手掌置于患者下颌，下方手掌托住患者枕后部。治疗师双臂采用等长收缩的方式施加牵引力量向远端用力。要求治疗师站立姿势和手法必须稳定，然后逐渐、有控制地将重心向后转移，通过此种方法牵引患者颈椎。徒手卧位牵引主要的牵引力量可集中于特定的关节突关节，在操作过程中要以患者感觉舒适为原则。

**备注**：在牵引过程中需要操作者用轻柔的牵引力量徐徐牵拉，同时观察患者的反应，以找到牵引时最佳的牵引角度，旋转运动需要谨慎操作。在牵引治疗过程中，若需要缩小角度调整牵引，需要先将头部放置在最有效的降低或缓解症状的位置，再进行牵引的调整。

### 4. 操作要领及注意事项

（1）治疗结束后，治疗师逐渐平稳地放松牵引力，同时询问患者疗效如何，或者有无不适症状。观察患者牵引后的症状及运动功能改变，进行康复评定，为今后的治疗提供依据。

（2）在治疗过程中，应对患者的状况进行严密观察。如果患者出现症状加重及头晕、心慌、出冷汗、恶心、呕吐等症状，应立即停止牵引。

（3）治疗师在徒手牵引过程中手臂容易产生疲劳，达不到治疗效果。因此，徒手牵引的时间和频率会受到治疗师手臂力量和耐力的限制，因此应量力而行。

（4）患者在首次进行颈椎徒手牵引时，治疗师应用轻柔手法调整患者头部的位置，如稍微屈曲、伸展、侧屈等，选择合适的牵引位置。

（5）徒手牵引作为一种尝试性的治疗方法，若患者症状得到缓解，则可以继续进行徒手牵引治疗操作，或者依据患者的病情选择合适的器械牵引。如果症状加重或者牵引时患者感觉不舒适，并有其他症状发生，则表明该患者不能使用牵引治疗。

## （二）颈椎坐位牵引

在治疗过程中要根据不同患者的具体情况进行相关的参数设定，具体包括患者的年龄、性别、体质、病变的部位、病情的严重程度及对治疗的反应等。牵引治疗的效果与牵引三要素（即方向、重量、时间）有关。

### 1. 牵引角度

牵引角度是指牵引作用力的方向，沿着身体纵轴的牵引力和重力之间的夹角。牵引的角度越小，最大应力的位置越靠近颈椎的上段。随着牵引角度的增大，最大应力的位置逐渐下移。颈椎生理曲度的改变会造成牵引角度与最大应力的位置关系变化。在实际操作过程中，牵引的最大应力越集中在病变部位，牵引的效果越好。在临床上选择牵引的角度有三种，前屈位、后伸位和中立位，操作者在实际应用中根据实际情况进行选择。

前屈位颈椎牵引：牵引的主要作用在于减轻椎间盘后部的压力，减少椎间关节面上的压力，扩大椎间孔，通常在牵引时采取轻度前屈位，从而减少颈椎前弯曲度。在临床上，可以根据颈椎病的分型和诊断来确定牵引角度，例如，神经根型颈椎病多采用前屈20°～30°，颈型颈椎病多采用前屈15°～20°，椎动脉型颈椎病多采用5°以内的角度进行牵引，脊髓型用轻度后伸位牵引；病变确定在上颈段时采用小角度前屈或中立位牵引，在颈段中部采用前屈10°～20°牵引，下颈段采用前屈15°～30°牵引。在进行牵引治疗时，要根据不同患者的治疗效果，随时对牵引角度进行调整。通常情况下，颈椎前屈10°～30°可以显著增大颈椎间隙，由于前屈位颈椎牵引与人类日常生理运动范围接近，因此临床上应用最为广泛。前屈0°～5°牵引时，最大应力作用于$C_{4-5}$；前屈10°～15°牵引时，可以使$C_{5-6}$椎间隙和椎间孔产生最大的分离，使前屈牵引力与颈椎运动轴心一致；20°～25°时最大应力作用于$C_{6-7}$；25°～30°时最大应力作用于$C_7-T_1$椎间隙。颈椎在前屈24°时达到颈椎生理曲度变直但不出现反弓的平衡点。如果前屈位超过30°，出现水平方向的作用力增加，向上的作用力减少，则很难维持颈椎的生理平衡。

后伸位颈椎牵引：后伸位（5°～10°）牵引更多应用于寰枢关节半脱位和颈椎生理曲度变直或出现反弓状态的颈椎病。由于后伸位牵引可使椎间隙后部变窄、椎管前后径变小，因此容易导致椎管相对狭窄；还会增加颈椎平面关节不稳和出现椎—基底动脉供血不足的可能，在牵引过程中要引起重视。临床上一般不选择后伸位颈椎牵引，尤其不适用于脊髓型颈椎病，避免发生意外情况。

中立位（垂直位）颈椎牵引：中立位（前屈0°）牵引常用于椎动脉型和脊髓型颈椎病。中立位牵引可较好地放松颈部肌肉，舒展椎动脉，增加脑组织血液供应，同时还可以避免因脊柱前屈或后伸运动导致脊髓与椎管的异常摩擦。中立位牵引的不足是牵引力较难到达椎体后缘，特别是下颈段的椎体后缘，中立位牵引对神经根型颈椎病的治疗效果较差。

## 2. 牵引重量

以超过患者头部重量的牵引疗效更加显著，牵引重量大概以正常成年人（总）体重的10%开始，逐渐增加。首次牵引建议从3～6kg开始，每2天增加1kg重量，若患者症状得到改善，后续可以维持此重量或减少重量，直到症状缓解或消失。如果没有改善，可继续逐渐增加重量，待症状有所改善。但最大牵引重量需要根据患者的体质及对牵引的反应而定，不得超过20kg。由于人体颈项部周围韧带薄弱、肌肉短小密集，若牵引重量过大，容易造成肌肉、韧带、关节囊的损伤。

影响颈椎牵引力量的因素很多，其中包括患者的体位、头部重量、放松程度、牵引装置自身的摩擦系数等。临床上牵引重量选择要根据患者的实际体重、性别、病情和体质来确定，在操作过程中要注意观察患者的病情及对治疗的反应情况，操作者需要随时对牵引重量进行调整，做到因人而异。

### 3. 牵引时间

建议每次牵引时间以 10 ~ 30min 为宜。由于在牵引的最初阶段（10min 内），应力会随时间增加，椎间隙即产生有效分离，15min 时应力达到最大值，之后逐渐减慢，30min 达到饱和（即使再延长牵引时间，也不会增加椎间隙的分离）。所以，建议最佳的牵引时间是 15 ~ 20min。牵引时间过长，对于体弱、骨质疏松的人群，有可能造成软组织过度牵引后松弛，引起颈椎不稳。在进行颈部牵引时，若牵引重量大则适当缩短牵引时间，牵引重量轻则适当延长牵引时间。

## （三）颈椎卧位牵引

卧位牵引分为床上斜面自重牵引和床头牵引两种。

床上斜面自重牵引是利用自身体重作为对抗牵引重量达到治疗目的的方法，操作更加简易。患者可自行在家里或医院进行牵引。

床头牵引是使用枕颌套，通过床头滑轮直接悬挂重量对颈部进行牵引的一种方法。床头牵引使用较小的牵引重量就可以克服肌肉张力，达到放松肌肉的目的。

### 1. 牵引体位

卧位牵引时，患者仰卧于治疗床上，可以使用枕头垫高患者颈部，将患者头颈摆放在颈椎前屈 20° ~ 30° 的位置，固定好枕颌牵引套，根据患者实际情况，利用枕头调整牵引角度，采用舒适合理的角度做持续或连续牵引。

### 2. 牵引重量和时间

持续牵引重量为患者自身体重的 5% ~ 10%，每次牵引 20 ~ 30min，每天 1 ~ 2 次。首次牵引重量建议从 2 ~ 3kg 开始，观察患者情况，可以通过每天增加 1kg 的重量逐渐增加至症状有所改善。在治疗过程中要对患者实际情况进行评估，根据牵引效果随时增大或减轻牵引重量。

### （四）电动颈椎牵引

由电动牵引装置提供颈椎牵引动力。其特点是参数调节精确、操作方便，可做间歇牵引和持续牵引，可根据个体差异进行不同重量和时间的组合。（具体操作见本章第四节）

## 第三节　腰椎牵引

腰椎牵引又称骨盆牵引，主要是利用牵引床对患者进行牵引（牵引床可分为器械式和电动式）。牵引时患者仰卧在牵引床上，腹部和骨盆用骨盆带固定，上半身用胸廓牵引带固定，利用牵引床和牵引装置沿腰段脊柱纵轴施加牵引力，从而缓解神经根疼痛。腰椎牵引可以增大腰椎间隙，降低椎间盘内压，缓解突出物对神经组织的压迫，缓解疼痛，消除腰部肌肉紧张、痉挛，松解粘连。临床上常用的牵引床有多种类型。

### 一、腰椎牵引的作用

适用于腰椎间盘突出症、腰椎滑脱、脊柱小关节紊乱、腰椎小关节滑膜嵌顿、腰椎退行性疾患、腰椎管狭窄症、无并发症的腰椎压缩性骨折、早期强直性脊柱炎（脊柱前凸、后凸畸形、侧弯）等；也适用于腰扭伤、腰背痛、腰肌劳损、腰背肌筋膜炎、腰背部疼痛导致的肌肉紧张或痉挛等。

（1）可以改善突出物与神经之间的关系。对于轻度或早期的腰椎间盘突出症患者，牵引治疗可以增大椎间隙，减轻椎间盘内的压力，有利于突出物的还纳。对于病程较长的慢性腰椎间盘突出症患者，牵引治疗不仅可以增大椎间隙，还可以解除组织粘连、韧带和关节囊的挛缩。同时在牵引的作用下缓解和消除对神经根的压迫和刺激，减轻麻木和疼痛。

（2）可以松弛腰背部的肌肉。在机体神经受到压迫和刺激时，常会出现腰背部肌肉的挛缩，进而出现腰部疼痛的症状，甚至还会出现腰椎的列线不正。牵引疗法可以使腰背部的肌肉得以放松，解除腰背部肌肉的痉挛。

（3）可以起到固定和制动的作用。在卧位牵引时，由于作用力和反作用力处于平衡的状态，腰部在牵引后处于一个相对稳定固定的正常列线状态，可以进一步限制腰部的运动范围和幅度，从而减轻和消除局部的充血、渗出、水肿等炎性反应。

（4）恢复腰椎的正常列线。在牵引过程中，要将患者的腰椎放置在生理曲线位置，在牵引的过程中可以逐步地恢复正常的腰椎列线位置。

## 二、腰椎牵引的主要方法

### （一）腰椎徒手牵引疗法

由于腰椎牵引时至少需要30kg或者50%体质量（体重）的力量，因此，临床较少使用腰椎徒手牵引方法，主要作为对患者实行腰椎器械牵引疗法或反悬牵引疗法的一种尝试性方法，或腰部手法治疗中的一种。主要操作方法如下：

（1）患者全身放松，仰卧或者俯卧于治疗床上。一般由两到三位治疗师同时操作。

（2）助手立于患者头侧，双手握持患者腋下将患者肩部紧紧固定，治疗师位于患者足端，双手握住患者的双侧踝部，两人同时缓慢发力，身体后靠对躯干逐渐施加牵引力。患者取俯卧位，在牵引中将脊柱后伸。这种牵引对小的髓核突出或滑膜嵌顿患者往往有效。或者患者双下肢伸直，伸展腰椎，治疗师逐渐施力牵拉患者踝部。在牵引的同时，还可以由第三人在患者腰部相关病变的部位进行按压，或者采用复位手法。每次牵引维持的时间为15～30s，重复1～2次，每周进行1～2次治疗。治疗后患者卧床休息，也可以结合其他相关的辅助治疗。

患者仰卧，治疗师握持患者患侧下肢持续牵引数秒后突然上提膝部，使患者做屈膝屈髋的动作，再迅速向胸腹部方向按压膝部，使腰段脊柱过度屈曲，这样也可以达到复位的目的。这种徒手牵引手法多应用在推拿治疗腰椎间盘突出症和椎管狭窄症。

（3）治疗过程中，治疗师应对患者的状况严密观察。如果患者出现症状加重及头晕、心慌、出冷汗、恶心、呕吐等症状，应立即终止牵引治疗。

（4）治疗结束后，治疗师逐渐平稳缓慢地放松牵引力，并询问患者疗效如何，或者患者在牵引后有无不适症状，观察患者牵引后的症状及运动功能改变，进行康复评定，为下一次牵引治疗提供依据。

## （二）斜位自重牵引

利用患者自身腰部以下或以上的体重进行牵引。此种方法操作简便，易于掌握。斜位自重牵引共有两种体位的牵引方法。

一种是头低脚高位牵引。患者头低脚高俯卧于倾斜的床板上，双侧踝关节固定在斜板的上端，利用患者腰部以上的自身重量进行腰椎牵引。牵引角度从牵引床与水平面夹角30°开始逐渐增加至70°~90°。某些医院也用腰椎反悬牵引疗法，此种疗法利用患者自身的重力进行牵引，同时在反悬状态下进行的腰部运动来治疗疾病。在进行腰椎反悬牵引时，需要操作者掌握严格的禁忌证，对于部分老年人或有心脑血管疾病的人群不适用，以防意外发生。主要适用于腰椎间盘突出症、腰背痛、腰背部肌肉疼痛导致的肌肉紧张或痉挛等。

另一种是头高脚低位牵引。患者取仰卧位，将床板倾斜，用胸肋牵引带固定胸部，腰部及下肢不固定，利用腰部以下的自身重量进行牵引。牵引角度从床面与水平面夹角30°开始，之后根据实际情况每天增加5°，一般8~10天倾斜角度可达70°~90°，此种方法牵引时间较长，每天牵引4小时，仅适合患者家庭牵引。

### 1. 腰椎反悬牵引禁忌证

（1）急性腰肌扭伤和拉伤。

（2）患有严重的呼吸系统疾病、心功能障碍、动脉瘤。

（3）下胸腰段脊髓受压、腰椎感染、风湿性关节炎。

（4）严重的椎管狭窄、腰椎椎弓崩裂和重度的骨质疏松。

（5）妊娠期和经期。

（6）腰部局部有较大面积的皮肤破损。

（7）合并肝肾疾病、脊椎结核、肿瘤、糖尿病。

（8）严重的心脑血管疾病和极度的衰弱等。

### 2. 操作方法

（1）腰椎反悬牵引治疗进行前，需要操作者熟悉牵引装置的性能，掌握反悬牵引操作方法。同时告知患者在操作过程中如果身体有任何不适或者出现症状加重的情况，需要立即告知治疗师。

（2）治疗师在操作过程中需要严格掌握反悬牵引治疗的适应证及禁忌证。

在进行治疗之前，需要对患者的病史、症状、体征及相关的辅助检查等方面进行全面评估。

（3）牵引治疗开始时，请患者俯卧于牵引床上，用固定带将患者的双侧踝关节固定于床的一头，按动仪器开关，旋转牵引，床面固定在患者能够忍受的角度上。第一次反悬牵引床面与地面的角度以50°~60°为宜，之后再逐渐增加，直至90°。

（4）在牵引过程中，可以嘱咐患者做改良式的麦背基运动。背部伸直，腰部旋转，两个动作可以交替进行。背伸至最大幅度后，可以嘱咐患者停留30s。待患者熟练后，可双手交叉抱于头后部，每次治疗做5~10次。做腰部旋转动作时，双手交叉于背后，可以先做一侧腰部旋转，做到最大幅度后停留10~15s；对侧重复相同的动作，一般每次治疗做20~30次即可，每次牵引时间为15min，5次为一个疗程。

（5）在治疗过程中，治疗师应该时刻密切观察患者的状况，如果在牵引过程中发现患者症状加重或出现头晕、出冷汗、心慌、恶心、呕吐等症状，应立即停止牵引。

（6）在治疗结束后，治疗师应逐渐降低牵引床的角度，关闭牵引床，去除牵引带。同时询问患者的相关感受，有无任何不适的症状。若患者牵引后症状和运动功能有所改善，可以对患者情况再次进行康复评定，为今后的治疗提供依据。

**3. 操作要点及相关注意事项**

（1）在牵引开始之前，根据患者的实际情况确定腰椎反悬牵引治疗所选用的牵引角度，根据患者的承受情况，逐渐增加牵引角度，并采用患者感觉舒适的角度进行牵引。

（2）在首次进行腰椎反悬牵引时，有些患者不习惯倒立，会感觉不适，应该根据患者实际情况选择合适的牵引时长。

（3）腰椎反悬牵引是使用患者身体上半部分的重量进行牵引。此种方法特别适用于非手术治疗的患者，每天间断应用反悬牵引可以促进纤维环和髓核的修复。但需要治疗师注意的是，此种方法不适用于体重过大、有心肺疾病及老年患者。在使用该方法的时候需要治疗师在场，以避免意外的发生。

### （三）骨盆重锤牵引

#### 1. 牵引体位

患者仰卧于硬板床上，下肢小腿处垫高，保持屈髋屈膝 90° 体位。在患者腰部髂嵴上方固定好骨盆牵引带。牵引带两端连接牵引绳，牵引绳通过安装在足端床头的滑轮装置悬挂重量。两个滑轮的高度距床面 15 ~ 20cm，两个滑轮的间距和人体的宽度接近。此种方法适用于需要绝对卧床的患者。

#### 2. 牵引重量

牵引重量根据患者个体的差异控制在 7 ~ 15kg。对于首次牵引的患者，从每侧 7kg 开始，两侧共 14kg。根据患者的治疗反馈情况，每 1 ~ 2 天增加 1 ~ 2kg，最后达到适合患者实际需要的牵引重量。

#### 3. 牵引时间

在施行牵引过程中，每牵引 1h，需要让患者休息 20min，持续 2 周。根据患者实际情况逐渐延长牵引持续时间。

#### 4. 适应证

骨盆重锤牵引适合腰椎轻度患者，治疗师在操作中要根据患者的病情、个体差异选择性使用，牵引的重量和牵引时间根据实际情况做最恰当的组合。通过调节滑轮与床面的高度调节牵引作用力的角度。由于患者长时间卧床，要注意褥疮的形成。还要注意观察牵引时髂前上棘、股骨大粗隆等部位衬垫的放置情况，注意观察周围皮肤有无变化。此种方法严禁在孕妇、高血压、心脏病等患者中使用。

### （四）电动骨盆牵引

电动骨盆牵引是以电动牵引装置提供牵引动力替代重锤进行腰部牵引的方法。电动牵引装置由牵引的动力源、牵引床、电动控制盘、胸背板等组成。通过电动控制盘预先设定好适宜的牵引参数，包括牵引的重量、牵引的时间、牵引的方式（选择持续牵引还是间歇牵引），再根据患者的具体情况，选择仰卧或俯卧位。一般认为，随着髋关节屈曲角度逐渐增大到90°，椎间隙后部的分离程度也会逐渐增大，尤其是$L_{4-5}$、$L_5-S_1$最为明显。双侧下肢伸直位牵引，牵引力主要作用于腰椎上段；屈髋屈膝位牵引，牵引力主要作用于腰椎下段，一般在牵引过程中会选择髋关节与膝关节分别屈曲70°的位置，这样可以使腰大肌放松。

### 1. 牵引重量

牵引重量可从患者自身体重的40%左右开始，一般每3~5天可以增加3~5kg，牵引的最大重量不能超过患者自身的体重。在实际操作过程中，对于首次牵引的患者，可采用短时间轻重量牵引。普遍认为，牵引力超过体重的25%时就可以有效地增大椎间隙，但治疗剂量应至少大于体重的50%。需要注意的是，要在患者对重量适应后方可逐渐增加重量及牵引时间。当患者在某一个重量牵引时感觉症状得以改善，可以此重量维持牵引，并随时对患者情况进行评估。

### 2. 牵引时间

常用的牵引时间为20~30min，轻重量牵引时，持续时间可根据实际情况适当延长；大重量牵引时，持续时间可根据实际情况灵活掌握并缩短。有学者研究表明，牵引开始后肌电活动增加，但在牵引7min后，肌电活动可恢复至近乎休息水平。电动牵引装置可以根据实际情况设定间歇牵引的牵引时间、牵引力，可预先设置间断时间，如牵引3min，间歇30s，节律性进行牵拉、放松，周期循环直至结束。牵引治疗一般每天进行1~2次，2周为1个疗程，一般进行1~2个疗程。（具体操作见本章第四节）

# 第四节　电动颈腰椎牵引装置的使用操作方法

## 一、使用前的准备

（1）保护接地端子连接保护接地线，保护接地线的另一端连接到建筑物的接地端子。请勿连接到水管、瓦斯管，防止引发火灾和触电事故。

（2）使用指定的变压器连接电源线。

（3）连接紧急停止遥控开关。将紧急停止遥控开关连接到内侧面板的遥控开关连接端子，正确紧实连接，紧急停止遥控开关需要使用设备专用开关。

（4）使用附带的加热装置时，需要将附带的热敷装置正确紧实地连接到内侧面的热敷连接端子上。通常需要连接端子中有"▽"标记一侧的端子上。

（5）接入电源后，面板上 LED 灯显示全部亮起后，显示器会显示之前使用的设定值。

（6）打开电源时，若紧急停止遥控开关没有连接内侧面板的紧急停止遥控开关端子，或者紧急停止遥控开关被压住时，牵引力显示错误即显示［E1］，需要连接紧急停止遥控开关或松开紧急停止遥控开关后，再次打开电源开关。

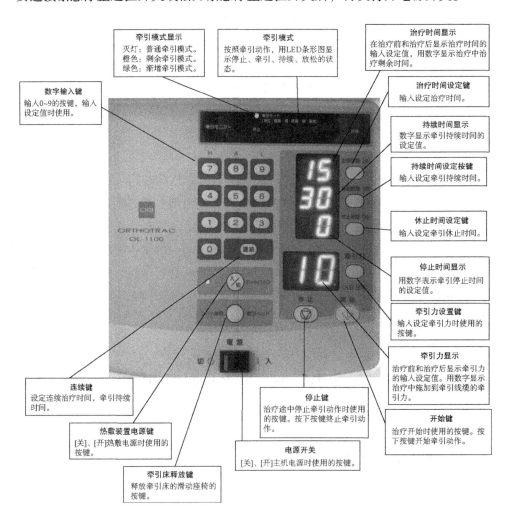

## 二、使用方法

设备有三种牵引模式可供选择，分别为通常牵引模式、牵引力保留模式及三段牵引模式。

### 1. 通常牵引模式

（1）通常牵引模式是指操作重复进行，分别为停止—牵引—持续—放松。在进行通常牵引模式时，操作者可以将持续时间设定为持续牵引，控制面板将显示为［C0］。牵引过程完成，时间停止后，牵引模式的显示灯熄灭。

（2）通常牵引模式设置方法为，按住牵引力设定键的同时，按连续键；按数字键1；按牵引力设定键。

### 2. 牵引力保留模式

（1）选择牵引力保留模式时，牵引在间歇环节仍然保留部分牵引力，即牵引力并不减少到0kg，而是减小到所设定的小于正常牵引力的公斤数。保留的牵引重量可以根据个人需要进行选择设置。

（2）牵引力保留模式的牵引，控制面板模式显示为橙色灯亮起。

（3）牵引力保留模式设置方法为，按住牵引力设定键的同时，按连续键；按数字键2；按牵引力设定键。

### 3. 三段牵引模式

（1）三段牵引模式下的牵引方式，第一次牵引设定牵引力为50%，第二次阶梯式地增加牵引力到80%，第三次牵引设定牵引力为100%。

（2）三段牵引模式进行牵引时，控制面板模式显示为绿色灯亮起。

（3）三段牵引模式设置方法为，按住牵引力设定键的同时，按连续键；按数字键3；按牵引力设定键。

**备注**：只有在通常牵引模式下，才能设置为连续牵引。

## 三、设定治疗时间

### 1. 时间设置方法

（1）按治疗时间设定键，进入治疗时间的设定状态。

（2）用数字键设定治疗时间。

在设定治疗时间时，可以以分钟为单位，最大设定到 99min。治疗时间设定好以后，将在治疗时间显示器上显示。通过按压连续键按钮，可以将治疗时间设定为持续状态，治疗时间显示器将显示［C0］。

### 2. 设定牵引持续时间

间歇牵引时，分为牵引时间和间歇时间，因此可以设置牵引持续时间。设置方法如下：

（1）按休止时间设定开关，进入牵引休止时间的设定状态。用数字键设定牵引持续时间。

（2）可以以 1s 为单位，最大设定到 99s。设定的持续时间将在持续时间显示器上显示。

### 3. 持续牵引

牵引装置只有在通常牵引模式的设定状态下，才可以选择设置为持续牵引。设置方法如下：

（1）设置为持续牵引时，首先请按连续键。

（2）持续牵引时，持续时间显示器显示为［C0］。

### 4. 设定牵引间歇时间

牵引装置只有在间歇状态的牵引模式下，才可以设定牵引间歇时间。设置方法如下：

（1）首先按间歇时间设定键，进入牵引间歇时间设定状态，然后用数字键设置需要的牵引间歇时间。

（2）设备可以以 1s 为单位，最大设定到 99s。设定的间歇时间将在间歇时间显示器上显示。

## 四、设定牵引力

### 1. 牵引力的设置方法

（1）首先按牵引力设定键，进入牵引力设定状态。

（2）用数字键设定需要的牵引力。可以 9.8N 为单位，设置最大牵引力为

970.2N。设置的牵引力将在牵引力显示器上显示。

### 2. 设定保留牵引力

只有在保留牵引力模式下，在牵引力之外才需要设定保留牵引力。设置方式如下：

（1）同时按下牵引力设定键和间歇时间设定键。

（2）用数字键设定需要的保留牵引力数值。

保留牵引力的设定值要小于牵引力的值，否则会响起设定错误的警示音，这时设备将回到设定保留牵引力值的状态。

## 五、设定热敷袋

使用热敷袋时，须知晓电源的接入及温度的设定方法。

（1）按热敷袋的电源开关，接通热敷袋电源。

当热敷袋的电源接通时，热敷袋电源开关旁的 LED 灯亮起。若热敷袋内侧面板的热敷袋连接端子没有连接，在未连接警示声响起的同时，牵引力显示器显示错误代码［E］。另外，热敷袋电源开关旁的 LED 灯不亮。

（2）热敷袋的温度设定方法：热敷袋的电源开关接通时，牵引力显示器显示上次的设定温度，显示 5 秒，"H"代表高温，"A"代表中温，"L"代表低温。可以依据实际治疗对热敷袋温度进行设定。

（3）再一次按下热敷装置电源开关，将切断热敷装置电源。

热敷袋电源开关旁的 LED 灯将会熄灭。

## 六、使用设定值锁定功能

锁定各种设定值，能够限制牵引力的设定范围。

### 1. 锁定治疗时间的设定值

（1）按治疗时间设定键，进入治疗时间设定状态。

（2）按住连续键，用数字键输入想要锁定的治疗时间。治疗时间将会锁定这个设定的值。

**备注**：被锁定的话，治疗时间显示器右下角的圆点指示灯将会亮起。

（3）在锁定状态下，进行相同操作，将解除治疗时间的锁定。

备注：解除锁定时，治疗时间显示器右下角的圆点指示灯将会熄灭。

### 2. 锁定牵引持续时间的设定值

（1）按持续时间设定键，进入持续时间设定状态。

（2）按住连续键，用数字键输入需要锁定的持续时间。持续时间将会锁定这个设定的值。

备注：被锁定的话，持续时间显示器右下角的圆点指示灯将会亮起。

（3）在锁定状态下，进行相同操作，将解除持续时间的锁定。

备注：解除锁定时，持续时间显示器右下角的圆点指示灯将会熄灭。

### 3. 锁定牵引间歇时间的设定值

（1）按间歇时间设定键，进入间歇时间设定的状态。

（2）按住连续键，用数字键输入需要锁定的间歇时间。间歇时间将会锁定这个设定的值。

备注：被锁定的话，间歇时间显示器右下角的圆点指示灯将会亮起。

（3）在锁定状态下，进行相同操作，将会解除间歇时间的锁定。

备注：解除锁定时，间歇时间显示器右下角的圆点指示灯将会熄灭。

## 七、限制牵引力的设定范围

（1）按牵引力设定键，进入牵引力设定状态。

（2）按住连续键，同时用数字键输入牵引力。这个设定值将成为可以设定牵引力的上限。

备注：假设设定了上限，牵引力显示器右下角的圆点指示灯将会亮起。

（3）在设定了上限的状态下，进行相同操作，将会解除牵引力可设定的范围的限制。

备注：上限设定解除后，牵引力显示器右下角的圆点指示灯将会熄灭。

## 八、保持牵引力的设定范围

此设定只有在持续牵引模式时才可以使用，此时可以设定牵引力的范围，具体的操作方法如下。

（1）按住牵引力设定键的同时，按间歇时间的设定键。

（2）按住连续键，用数字键输入持续牵引力，这个设定值将成为保留牵引力的上限。

（3）在设定了上限的状态下，进行相同操作，将会解除间歇时间可设范围的限制。

## 九、设定值的复位

此操作可以将治疗的设定值返回到初始值，具体的操作方法如下。

（1）关闭电源开关。

（2）按下需要复位项目的连续键，同时打开电源开关，用这个操作，各个设定值将被设定为仪器设备的初始值，初始值分别为牵引力98N（10kgf）、治疗时间10min、持续时间10s、间歇时间5s、牵引模式为通常牵引模式、热敷袋设定的温度为中温。

## 十、治疗时的基本操作

（1）首先设定需要的治疗条件。

（2）配合牵引部位戴上牵引带。

（3）拉出牵引线缆，穿过支架滑轮连接牵引带。

（4）嘱咐患者手持紧急停止遥控开关。

**备注**：向患者说明发生异常情况时，可自行按下紧急停止遥控开关，设备将立即停止治疗，保证患者不会因此而受伤。

（5）按下设备的开始键，开始治疗。

## 十一、完成治疗

（1）经过被设定的治疗时间后自动完成。

①经过设定的治疗时间，开始松弛动作，当牵引力恢复到0（0kgf）时，指示音就会响起，提示治疗结束。

②经过被设定的时间自动停止，治疗结束。如果按下操作面板的停止键，或者患者按下紧急停止遥控开关时也可以结束治疗。

③依靠治疗结束指示灯，从远处也可以确认治疗的结束。

**备注1**：治疗结束时，仪器灯光闪烁，提示治疗结束；治疗中，仪器灯光熄灭。

备注2：在治疗中，若按下紧急停止键，仪器立即进入松弛动作，结束治疗。在治疗中，若要中途结束治疗，可以按下仪器停止键，也会立即进入松弛动作，结束治疗。

备注3：按下紧急停止遥控开关结束治疗后，再次按下开始键，设备也不能启动治疗，若需要继续治疗，请再次按下紧急停止遥控开关，解除锁定以后再按开始键。

（2）治疗结束后取下牵引绳和牵引带。

（3）关闭电源开关。

## 十二、需要特别注意的事项

### 1. 禁忌证

以下的症状和部位治疗，可能会导致严重的伤害或患病组织的破坏，因此若有以下情况应避免使用牵引设备。

（1）孕妇或者可能怀孕者、幼儿或不能表达意图者、老年人及骨质疏松症患者。

（2）全身极度虚弱者，颈肌炎、脊椎感染症及脊椎分离症患者。

（3）外伤急性期。牵引可能造成症状恶化或确认剧烈疼痛而不能牵引者。

（4）颈肩臂综合征及显示出腰疼、坐骨神经痛症状的结核性疾病、佝偻病、恶性肿瘤转移患者。

（5）主治医生诊断不适用者。

备注：请不要和其他治疗设备一同使用，有可能导致错误动作。

### 2. 安装、保管及使用条件

（1）选用合适的电源，防止造成触电火灾或设备故障。正确连接保护接地线，不要连接到燃气管或水管，防止造成触电火灾等危险事故。

（2）应做到定期检查电源线，电源线出现部分发热或者异常发热状况时，表面出现老化、部分软化或硬化时，应及时更换。及时排查机械（如弯曲、拉拽电线等）原因还是环境原因（紫外线照射、室内温度及湿度出现变化等）引起的老化，防止火花及引起火灾。不要缠绕电源线，防止阻碍散热，导致电源线老化，造成危险。

（3）长时间将电源插头连接在插座上时，要及时清扫连接部分，防止积聚的灰尘吸收湿气，造成设备的短路，引发火灾或事故。在长时间不使用时，尽量将电源插头从插座上取下。要选择使用正确配线的电源插座及指定的变压器，防止布线混乱，造成事故。

（4）请勿在高温潮湿、存放化学药品或者产生瓦斯的场所使用和保管，可能导致机器性能和质量的老化。高温会引起变形或变色，潮湿可能因为绝缘不良导致触电或者引起发霉腐蚀生锈。阳光直射，或者有灰尘、化学成分的空气，可能对机器造成不良影响，导致机器的性能或者品质老化。

（5）防止在有水平振动冲击不稳定的场所使用和保管，防止倾倒导致机器受损或机器故障。移动本机器时应取出固定杆，将设备纵向移动。

（6）应避免在使用短波治疗仪、超短波治疗仪或微波治疗仪的场所使用设备，防止受到干扰。若需要使用，其间距应该保持在 3m 以上，天线请勿朝向牵引装置，否则容易造成机器故障。

**3. 使用前需要特别注意的事项**

（1）检查紧急停止模式开关和其他的操作开关、连接部分及显示器，保证设备的正常运作。

（2）确认牵引线缆的断线，牵引臂及立柱的固定和滑轮是否出现松动现象。

（3）确认保护接地（地线）端子和保护接地线正确连接，若连接不良可能导致触电或者设备发生故障。确认附带的紧急停止遥控开关连接正确。

（4）在治疗前明确患者的诊断，排除相关禁忌证。告知患者在治疗中若感觉异常应及时告知治疗师。向患者说明紧急停止遥控开关的使用方法，并让患者手持紧急停止遥控开关。将患者衣物口袋中的物品提前取出。

**4. 使用时需要特别注意的事项**

（1）如果设备异常，应立即终止使用，并关闭电源，防止发生触电火灾或事故。应在主机电源开关关闭的状态下从插座上拔出电源。

（2）若线缆损坏或者在使用中线缆异常发热，应立即终止使用，并取下电源插头，进行维修更换。

（3）应避免拉拽、踩踏、脚轮碾压线缆。另外，拆卸连线的时候请勿过度用力拉拽，防止电缆的断线或机器故障。牵引线缆没有拉出直接进行牵引动作，会造成线缆过早老化。不要悬挂牵引臂，不要急速拉出牵引线缆。

（4）当使用热敷的时候，需要注意防止出现烫伤或低温烫伤，要注意使用时间和温度的设定。要依据患者的感知情况，选择加热装置。注意患者是否存在感知低下或者血液循环障碍，同时也要防止低温烫伤，要慎重判断是否使用热敷。若热敷装置出现不加热或局部加热的情况，应马上切断主机电源，将热敷装置从热敷连接端子处断开，或者更换热敷装置。

（5）患者请勿独自接触使用设备，治疗中为了杜绝患者出现异常，治疗师请务必在旁看护，若治疗中患者出现异常情况，需要立即停止使用，进行适当的处置。

（6）请注意设备或床的可动部分，不要夹到手指或身体其他部位。

## 十三、故障排除

使用中如果出现问题，在确认相关的问题之后采取适当的措施。

（1）若出现电源开关打不开，首先检查电源线是否连接妥当，保险丝是否烧断，若有烧断的情况，处理方法是连接好电源线，更换保险丝。

（2）若开始治疗时牵引床不工作，检查手持安全开关是否锁定，若锁定已打开，则解除手持安全开关的锁定。

（3）若牵引力达不到预设值，请检查牵引绳是否与滑轮连接妥当，若未正确连接牵引绳和滑轮，请正确连接牵引绳和滑轮。

（4）若牵引开始时出现牵引力弱的情况，请检查是否预先设置为三段牵引模式。先确认模式的设定，如果是，请先解除三段牵引模式。

（5）在间歇时间内牵引力仍然保留，请检查是否预先设置为牵引力保留模式，若确定是模式选择的问题，处理方法为解除牵引力保留模式，选择需要的牵引模式。

（6）牵引条件无法预先设定，检查是否预设值被锁定，若是，请解除预设值锁定。

（7）加热袋不加温，请检查加热袋开关及指示灯是否打开，如果未打开，请打开加热袋开关。

（8）加热袋温度低，请检查加热袋温度是否设定在低温"L"档位上，若是，请将温度设定为中温"A"或者高温"H"。

（9）面板显示"E"，请检查是否连接加热袋，加热袋是否有故障。如果是，请连接加热袋，或更换新的加热袋。

（10）面板显示"E1"，请检查是否未连接紧急停止手持安全开关，手持安全开关是否处于锁定状态。若是，请将手持安全开关连接到主机背面；将手持安全开关的手柄复位，重新启动主机。

（11）显示"E2"—"E9"，提示设备出现故障，请使用人员记录错误代码，同时立即关闭电源。

# 第三章 高频电疗法

## 第一节 概述

## 一、定义

### 1. 高频电疗法定义

应用频率为 100kHz ~ 300GHz，波长为 3000m ~ 1mm 的高频电流或其所形成的磁场、电场或电磁场治疗疾病的方法称为高频电疗法（high frequency electrotherapy）。高频电疗法的作用方式有五种，分别是电容场法、电感法、火花放电法、直接接触法、电磁波辐射法。

高频电疗法有近百年的发展历史。19 世纪末，法国人达松伐尔首先研究发明了共鸣火花疗法。在 20 世纪上半叶，相继出现了频率高、波长短的中波、短波、超短波、微波等高频电流。近年来，长波疗法、中波疗法等频率较低的方法应用逐渐减少，中波疗法甚至出现了濒临淘汰的状况。相反，频率相对比较高的短波疗法、超短波疗法、微波疗法等在临床上应用更为广泛，并得到了更为深入的研究。高频电疗法的温热效应早已被学术界公认和利用，并且广泛应用于临床各类疾病的治疗。

### 2. 分类

根据波长、频率将医用高频电流分为长波、中波、短波、超短波、微波 5 个波段。目前高频电疗法通常采用的波长频率见表 3 - 1、表 3 - 2。

表3-1 医用高频电流

| 波段 | 长波 | 中波 | 短波 | 超短波 | 微波 | | |
| --- | --- | --- | --- | --- | --- | --- | --- |
| | | | | | 分米波 | 厘米波 | 毫米波 |
| 波长范围 | 300~3000m | 100~300m | 10~100m | 1~10m | 10~100dm | 1~10cm | 1~10mm |
| 常用波长 | 300~2000m | 184m | 22.12m 11.06m | 7.37m 6.0m | 69dm 32.78dm | 12.25cm | 8.3mm |
| 频率 | 15~1000kHz | 1.625MHz | 13.56MHz 27.12MHz | 40.68MHz 50.0MHz | 434MHz 915MHz | 2450MHz | 36GHz |
| 电疗名称 | 共鸣火花疗法 | 中波疗法 | 短波疗法 | 超短波疗法 | 分米波疗法 | 厘米波疗法 | 毫米波疗法 |
| 频率范围 | 100~1000kHz | 1~3MHz | 3~30MHz | 30~300MHz | 300~3000MHz | 3000~30000MHz | 30~300GHz |

表3-2 高频电、低频电、中频电对人体作用

| 频率 | 电流频率 | 对神经肌肉的作用 | 作用深度 | 人体电阻 | 温热效应 |
| --- | --- | --- | --- | --- | --- |
| 低频 | <1kHz | 每个周期引起一次兴奋 | 表浅,达到皮下 | 大 | 无 |
| 中频 | 1~100kHz | 综合多个周期才能引起一次兴奋 | 较深,可达到皮下及浅层肌肉 | 中 | 无 |
| 高频 | >100kHz | 降低神经兴奋性,缓解肌肉的痉挛 | 共鸣火花、毫米波只达表皮,短波、分米波、厘米波可达肌肉,超短波可达深部肌肉与骨组织 | 小 | 短波、超短波、分米波、厘米波的中等剂量时产生温热效应,小剂量及脉冲波治疗产生非热效应 |

## 二、电学基础

电场是电荷周围存在的一种特殊物质,电荷的电力所能及的空间称为电场。

电场中的导体或电解质受到电场的作用分别产生静电感应或极化现象。运动的电荷或电流的周围空间内同时存在磁场。电磁场是指高频电流产生的交替变化的电场和磁场。任何电场的强度、速度和方向的变化都会使其周围产生磁场，任何磁场的强度、速度和方向的变化都会使其周围产生电场。电磁场向空间的传播称为电磁波，电磁波的传播过程伴随着能量的传播，电荷运动的速度越快，频率越高，辐射的能量就越强。高频电疗法以振荡电流为主要特征，振荡电流是指电流的强度与电压随着时间做周期性变化，其波形有等幅振荡电流、减幅振荡电流、脉冲等幅振荡电流、脉冲减幅振荡电流四种。

等幅振荡电流是指振幅不变的电流。振荡电流在传播过程中，由于能量得到不断的补充，各质点振荡的能量、振荡的幅度保持不变，中波、短波、超短波、微波疗法通常采用这种波形的电流。

减幅振荡电流是指振幅逐渐变小至消失的电流。振荡电流在传播过程中，由于能量不断地消耗，各质点振荡的能量、振荡的幅度逐渐变小，直至最后消失。

脉冲等幅振荡电流是指有规律的脉冲波群的等幅振荡电流。脉冲波群出现的时间较间歇的时间短。脉冲峰的最大功率大于连续振荡的功率。应用这种波形的有脉冲短波、脉冲超短波、脉冲微波疗法。

脉冲减幅振荡电流是指呈现有规律的脉冲波群的减幅振荡电流。脉冲波群出现的时间较间歇的时间短。

## 三、物理特性

（1）无兴奋神经肌肉的作用。人体组织电阻率低，引起神经、肌肉兴奋的电刺激持续时间必须大于 $0.01\mathrm{ms}$，但是频率在 $100\mathrm{kHz}$ 以上高频电流的脉冲持续时间小于 $0.01\mathrm{ms}$，因此对人体神经肌肉无兴奋作用，纵使连续多个周期的刺激也不会引起肌肉的兴奋—收缩反应。

（2）治疗时电极可以不接触皮肤。组织对电流的阻力小，高频电流离开皮肤时，在皮肤与电极的空气间隙构成了一个电容，电流容易进入人体深部发挥作用，因此在治疗时，电极（或辐射器）不需要直接接触皮肤。但是低、中频电疗法由于频率较低，在治疗时，需要电极紧贴皮肤。

（3）无电解作用。高频电流因为频率高，属正弦交流电，周期性变换电流方向，因此高频电流不出现电泳、电解、电渗现象，不会对皮肤产生刺激，但过热会引起皮肤烫伤。

## 四、高频电作用的生理和治疗作用

高频电作用于人体后，主要产生两种生理效应。一种是温热效应，另一种则是非热效应，也称为热外效应，但最主要的是温热效应。

**1. 温热效应**

当高频电流通过机体时，机体内的各种组织可以产生不同程度的热效应。其中高频电的产热机制主要包括以下两个方面。一方面是在高频电的作用下，机体内组织产生传导电流的欧姆损耗产生热；另一方面是在高频电的作用下，机体内组织产生位移电流的介质损耗产生热。因此高频电又称为透热疗法。其热效应是组织吸收电能后转变的内源热，而不是体外热辐射或热传导而来的外来热，这种热效应作用较深，可达机体组织深部（电场法在皮下脂肪中产热多；短波感电法在浅层肌肉中产热多；超短波电场法在机体组织中产热比较均匀；微波辐射在富含水分的组织中产热多）。在超高频电容场中主要的作用机制是产生了位移电流的介质损耗。

温热效应的主要作用有以下几个方面：

（1）可以改善血液循环，具有镇痛、消炎的作用。中小剂量的高频电可以扩张局部血管，加快血流速度，改善血液循环。中等剂量的高频电的使用可以起到很好的镇痛效果，适用于各种肌肉痉挛性疼痛、神经痛、缺血性疼痛、因肿胀引起的张力性疼痛、炎症疼痛等。中小剂量的高频电的温热效应可以促进炎症物质的消散，适用于各种急性、亚急性、慢性炎症，感染性和非感染性炎症。

（2）可以降低肌肉的张力，加速组织的生长修复。中等剂量的高频电的温热效应可以降低骨骼肌、平滑肌和纤维结缔组织的张力，增加组织的弹性。中小剂量的高频电的温热效应可以促进组织的生长修复，增加血液循环，增加组织的营养物质供给，提高酶的生物活性，加快生物化学反应，促进蛋白质的合成及组织修复生长。

（3）提高免疫力，治疗肿瘤。中小剂量的高频电可以提高机体的单核—吞噬细胞系统的功能，使吞噬细胞增多，吞噬活动增强，周围血液白细胞总数及中性粒细胞增多；增加血液中抗体、补体；增强肾上腺皮质功能，增加类固醇的合成等。大剂量的高频电所产生的高热有治疗肿瘤的作用。

**2. 非热效应**

又称特殊作用和热外效应。是指当频率较高的电流（超短波、微波）小剂量作用于人体时，即使人体组织处于温度不高、无温热感觉的情况，组织内同样存在离子的移动、偶极子和胶体粒子的转动与高频电磁波的谐振，细胞膜通透性改变、细胞结构的变化等理化过程，只是能量的转换尚未产生明显的温热效应，但其生物学效应仍然比较明显。

# 第二节　超短波疗法

## 一、超短波的概念

超短波是指频率为 30～300MHz、波长为 1～10m 的电流。超短波疗法是应用超短波电场治疗疾病的一种方法。超短波疗法采用超短波电容电极产生超高频电场作用进行治疗，因此又称为超高频电场疗法或超短波电场疗法。在高频电场的作用下产生温热效应和非热效应。超短波疗法的临床应用范围广泛，是临床中常见的物理疗法之一。

## 二、超短波的物理特性

超短波电流的波长范围为 1～10m，频率范围为 30～300MHz。通常使用频率分别为 38.96MHz、40.68MHz、42.85MHz、50.00MHz，波长分别为 7.7m、7.37m、7.0m、6.0m 的电流。国产超短波电疗机在医疗上常用的超短波的波段有两种：一种为波长 7.37m、频率 40.68MHz，另一种为波长 6m、频率 50MHz，在治疗中一般多使用连续波。脉冲超短波疗法中，一般采用的电流波长为 7.7m、频率为 38.96MHz，或波长为 6m、频率为 50MHz，脉冲持续时间为 1～100μs，脉冲周期为 1～10ms，通断比为 1：25 或 1：100～1000，脉冲重复频率为100～1000Hz，脉冲峰功率为 1～20kW。

## 三、超短波作用原理与治疗作用

### （一）作用原理

超短波的电流很容易通过绝缘的电介质，在治疗过程中，电极片不需要接触人体皮肤，且超短波频率高时容易进入人体，因此应用更为方便，它可以通过介质作用于人体，构成电容，人体作为超短波输出回路的一部分。超短波疗法主要采用电容场方法进行治疗。

超短波电容场作用的产热量的大小与电流密度的平方和作用时间成正比，同时又与电流频率、组织电导率和介电常数等有关。在一定的强度及某种频率电场的作用下，组织的电导率与介电常数越低，组织产热越多。如脂肪组织比肌肉组织的电导率和介电常数要低得多，所以在使用电容场方法治疗时，脂肪组织的产热量比肌肉组织多得多，由于脂肪组织中血管少、血液循环差，产热后热量不易散发，因此在脂肪层厚时，容易出现所谓的"脂肪过热"现象，会影响治疗作用的深度。由于超短波的频率高，人体对超短波的阻抗较低，因此在脂肪层不厚时，超短波可穿透至人体较深部位，作用较为均匀。在电容场法时双极对置的作用可到达骨组织。非热效应是指在机体发生温度变化之前，本身已经发生许多离子物质的移动，偶极子和胶体粒子转动，细胞膜通透性变化，膜电位改变，细胞的蛋白成分改变等生物物理、生物化学及代谢变化的效应。连续超短波的温热效应比较明显，同时非热效应也比短波明显。脉冲超短波主要产生非热效应，而温热效应不明显。无热量的连续超短波疗法与脉冲超短波疗法适用于急性炎症和急性损伤的治疗。

超短波的治疗以位移电流为主，热效应以介质损耗产热为主。热效应产生的原因有两方面：一方面，由于人体内的自由电子、离子在外加的高频电磁场作用下振荡形成传导电流，与体内其他分子、原子发生碰撞时欧姆损耗产热；另一方面，由于体内极性分子在外加的高频电磁场作用下产生旋转形成位移电流，与周围分子发生摩擦而构成介质损耗产热。

## （二）治疗作用

### 1. 对心血管系统的影响

超短波电流对血管感受器和血管平滑肌有直接作用，当超短波电流（中等剂量）作用于机体时，血管短时间收缩后舒张，深部小动脉扩张明显，当电场作用停止后，小动脉扩张的情况可以持续数小时至三天。超短波可以增加血管壁的通透性，因此可以改善局部的血液循环，对于炎症物质水肿的消散、代谢产物及细菌毒素的排泄有着重要的作用。

### 2. 对神经系统的作用

神经系统对超短波电流很敏感，超短波可以抑制感觉神经的传导，具有一定的缓解疼痛的治疗效果。中小剂量的超短波可以作用于损伤的周围神经，促进神经纤维组织的再生，提高神经的传导速度，但是剂量过大会产生抑制作用。中小剂量的超短波若用于头部，会出现嗜睡等中枢神经系统抑制的现象。大剂量的超短波则使脑脊髓膜血管通透性增高，会使颅内压升高。作用于自主神经节或神经丛，可以调节相应节段的内脏和血管的功能。

### 3. 对血液和免疫系统的作用

超短波对免疫系统功能的作用主要表现为，中小剂量的超短波可以增加吞噬细胞的数量，增强吞噬能力，使体内的球蛋白、补体、抗体、凝集素增加，有利于炎症的控制和消散；大剂量的超短波则会起到抑制作用。中小剂量的超短波作用于机体之后，会使红细胞沉降率在短时间内加快，缩短凝血时间，周围血液中白细胞总数及单核细胞数会增多，血清总蛋白增高，α、β、γ球蛋白升高，增加体内抗体和协同抗体杀菌或溶解细菌的补体；大剂量的超短波则会使这些细胞成分减少。小剂量的超短波有利于提高骨髓造血功能，使网织红细胞增多，促进机体组织的新陈代谢，使酶活性增高，促进细胞的有丝分裂，加快损伤组织的修复和肉芽组织的生长，刺激结缔组织增生；大剂量的超短波会起到抑制破坏的作用。

### 4. 对消化系统的作用

超短波作用于内脏组织可以缓解胃肠道平滑肌的痉挛，加快血流速度，提高吸收和分泌功能。作用于肝脏，可以增强肝脏的解毒功能并促进胆汁的分泌。作用于肾脏，可以加快血流速度，增加尿液的排泄。作用于肺部，可以促进肺部血管的扩张，增强肺部的呼吸功能。对心脏无直接作用，但可以通过迷走神经影响心率，小剂量时使心率减慢，降低心肌张力和收缩力，血压下降，大剂量时会造成心率加快，血压上升。

### 5. 对炎症过程的作用

非热效应对急性炎症有非常好的治疗作用。炎症早期可以使用无热量的连续超短波或脉冲超短波治疗。对于已经有化脓倾向的炎症，超短波可以促进炎症的吸收，使坏死组织脱落。在炎症后期可以加速伤口愈合。其采用微热量或温热量同样起到促进炎症消散、吸收的作用。超短波对炎症过程的作用主要表现为：①改善神经功能，使炎症病灶兴奋性降低。②免疫系统功能增强，抑制炎症组织中细菌生长。③炎症组织的 pH 值改变。④促进肉芽组织和结缔组织生长及伤口愈合。⑤减少炎症组织中的钾离子，增加钙离子，降低炎症组织的兴奋性，减少炎症渗出液。

### 6. 对内分泌系统的作用

超短波对机体内分泌系统的影响主要是作用于肾上腺，治疗剂量的超短波作用于肾上腺区，可以增强肾上腺皮质的功能，使皮质类固醇的合成增加，增加外周血液中可的松类激素。作用于脑垂体，可以刺激肾上腺皮质功能，短时间内血糖浓度上升，然后迅速下降。性腺对超短波电流较敏感，小剂量可以增强性腺的功能，大剂量为抑制作用，在实际使用中要严格掌握治疗剂量。

## 四、超短波治疗机的使用操作方法

### （一）超短波治疗机设备

国内外超短波治疗机通常使用波长分别为 7.37m、6m，频率分别为 40.68MHz、50MHz 的电流。超短波治疗机分为 50W、200～300W、1～2kW（治癌用）三类。临床常用的治疗机有以下两种：

（1）连续超短波治疗机，也称为超短波电疗机，输出的高频电磁波为等幅正弦波。常用的治疗机根据输出功率分为两种：一种是小功率 50～80W（又称为五官科超短波治疗机），常用于五官或较小、较浅表部位伤病的治疗；另一种是大功率 250～300W（分为台式和落地式两种），用于较大、较深部位伤病的治疗。

（2）脉冲超短波治疗机，输出的波长为 7.7m、6m，频率为 38.96MHz、50MHz，脉冲持续时间为 1～100μs，脉冲重复频率为 100～1000Hz，脉冲周期为 1～10ms，脉冲峰功率为 1～20kW。脉冲超短波治疗机输出的高频电磁波为等幅脉冲正弦波，波形的特点是瞬间脉冲峰值高（脉冲功率可达 10000W），间歇时间长且脉冲持续时间短。

### （二）超短波治疗机主要治疗方法与步骤

### 1. 电极

超短波治疗均采用电容电极，采用电容场法治疗。在操作过程中需要治疗师首先确定患者的位置。依据患者不同的部位分别采用合适的卧位或坐位，不用裸露治疗部位。在选择电极时，注意要使电极的面积稍大于病变的面积，以免电极周缘的电场线向外扩散，有利于增强治疗效果。电容电极按照形状可以分为板状电极（长方形、正方形、长条形）、圆形电极和体腔电极三种，根据体表的不同部位选择适用的电极。

### 2. 电极放置的操作方法

电极放置的方法分别有对置法、并置法、单极法、双极法、体腔法。其中最常用的方法是对置法和并置法。

（1）对置法：指两个电极相对放置，电场线集中于两极之间，横贯于治疗部位，作用范围较深。放置两个电极时，两个电极之间的距离不应小于一个电极的直径。电极贴近皮肤时作用较浅，当电极和皮肤保持一定的间隙时，电场线分布较为分散，作用较深且均匀。微热量治疗时，电极间隙与作用深度如表3-3所示。

表3-3  电极间隙与作用深度

| 治疗机类型 | 浅作用时电极间隙 | 深作用时电极间隙 |
| --- | --- | --- |
| 小功率治疗机 | 0.5~1cm | 2~3cm |
| 大功率治疗机 | 3~4cm | 5~6cm |

**备注：** 电极与治疗部位的表面应保持平行，促进电场线均匀分布。若治疗部位凹凸不平，应注意防止局部过热引起烫伤，可以通过加大电极与皮肤的间隙分散电场线，以保证作用均匀。若两个电极片大小不等，则电场线将集中在小电极一侧，适用于病变一侧、需要集中治疗的病症。若两肢体同时治疗，需要在两肢体骨突接触处使用衬垫物，防止电线场集中于骨突处造成烫伤或影响作用的均匀度。

（2）并置法：指两个电极并列放置，电场线分散，由于作用只通过表浅组织，因此作用较浅，多用于表浅组织的病症。

**备注：** 一是电极与皮肤的间隙不宜过大，防止出现电场线散向四周空间而不能通过人体。二是两极之间的距离不应大于电极的直径，并且不应小于3cm。若电极间距离过大会出现电场线分散的情况，影响作用的强度与深度；若电极间距离过小则电场线集中于两极间最短路径处，使病变部位处于两极电场之外。

（3）单极法：治疗时只使用一个电极，一般只用于小功率治疗仪，另一个不使用的电极应远离而且相背放置，否则会使电场线大量散发至四周空间，导致电磁污染。

（4）双极法：一个电极放置于治疗部位，另一个电极放置于离治疗区域较远处。适用于治疗五官及表浅病灶。禁用于大功率电疗机器。

（5）体腔法：将消毒的体腔电极放置于阴道或直肠内，另一电极放置于相应的腹部或腰骶部。

## （三）超短波治疗机治疗剂量

### 1. 治疗剂量

根据患者的温热感觉程度将超短波疗法的治疗剂量分为 4 级，分别为无热量、微热量、温热量和热量。

（1）无热量（Ⅰ级剂量）：电流强度在 50～80mA。患者无温热感，在温热感觉阈下，适用于急性疾病如急性炎症、水肿显著、血液循环障碍等。

（2）微热量（Ⅱ级剂量）：电流强度在 80～120mA。患者有刚能感觉到的温热感，适用于亚急性、慢性炎症。

（3）温热量（Ⅲ级剂量）：电流强度在 120～150mA。患者有明显舒适的温热感，适用于慢性炎症、慢性疾病。

（4）热量（Ⅳ级剂量）：电流强度在 180～250mA。患者有刚能忍受的强烈的热感，但能耐受，适用于恶性肿瘤的治疗。

### 2. 治疗时间和疗程

超短波治疗时间及疗程要根据患者的实际情况来确定。急性病疗程宜短，慢性病疗程可以适当延长。在急性炎症的早期水肿严重的时候，可以采用超短波疗法以无热量方式进行治疗，一般每次治疗 5～10min；水肿减轻后，可以采用微热量进行治疗，每次治疗 8～12min。亚急性炎症一般采用微热量方式进行治疗，每次治疗 10～15min。慢性炎症和其他疾病一般采用微热量或者温热量方式进行治疗，每次治疗 15～20min。急性肾衰竭的患者采用超短波温热量方式进行治疗，每次治疗 30～60min。急性炎症治疗频率为每日 1～2 次，一个疗程 5～10 次。一般病症的治疗频率为每日 1 次或隔日 1 次，一个疗程 10～20 次。

## 五、超短波电疗机操作方法

### （一）设备类型

设备机身为台式，属于医用电子设备类（表3-4、表3-5）。

表3-4　设备正常工作、运输和贮存环境的条件

| 条件 | 工作时 | 运输和贮存 |
|---|---|---|
| 环境温度 | 10~40℃ | -40~70℃ |
| 相对湿度 | 30%~75% | 10%~100%（无冷凝作用） |
| 大气压力 | 860~1060hPa | 500~1060hPa |

表3-5　设备主要技术参数

| 频率 | 交流电源 | 耗电功率 | 输出功率 |
|---|---|---|---|
| 40.68MHz<br>误差：≤±1.5% | 220V±10% 50Hz | 不大于700W | 200W<br>误差：≤±20% |

仪器工作指示灯：当"输出粗调"开关从"关"转向"预热~4"时，灯亮，表示仪器正接通电源；仪器处于预热式工作状态。

治疗工作指示灯：当"输出粗调"开关从"预热"转向"1~4"时，灯亮，表示仪器已工作；仪器处于治疗状态。

### （二）安装、调整

设备周围不应有高压电缆、X射线机、超声仪器等，防止出现相互干扰。设备不能放置在潮湿、有易燃及麻醉剂的房间内，应放于具有合适温度与湿度的房间内，并尽可能减少搬动。

### （三）使用操作

（1）首先连接电源线，将电极线插于输出插口处，电极线另一端连接电极

板。查阅患者病例资料，了解相关病情，核对患者的姓名、性别、诊断等。向患者解释治疗的方法和目的。嘱咐患者在治疗时的相关感受和注意事项。治疗时会有温热感，治疗过程中不能睡觉、看书、移动治疗部位。患者在治疗期间不能触摸电极及周围其他的导体。在电缆、电极下方垫棉垫或橡胶布。

（2）治疗前应除去患者身上的金属物品，如钥匙、手表、项链等物品。取适合患者治疗部位的舒适体位，不必裸露治疗部位的皮肤。根据病情及治疗部位选用大小合适的电极，按实际治疗需要放置电极于治疗部位，调节好电极与治疗部位体表的距离。将电极板安放在患者需要治疗的部位。

（3）检查机器各旋钮是否处于"0"位。接通电源，旋转"输出粗调"开关从"关"处转到"预热"处，即见指示灯亮（表示 FU-811 电子管灯丝已经加热）。

（4）等待 3 分钟，再把旋钮从"预热"转到"治疗"，另一指示灯亮表示电子管已加高压（若灯丝尚未热透，将旋钮拨至"治疗"位置，灯丝容易燃断，应引起注意）。此时电流表指针即上升 50~60mA。将 6W 荧光灯管放置在电极板上，调节"输出细调"旋钮，荧光灯发出荧光时说明设备有功率输出。若电表指数特别小，调节输出也不能使指数发生变化，表明机器内部已停振，需要立即停止使用并加以检查，特别是检查 FU-811 是否正常。

（5）调节"输出细调"旋钮，电表指针出现转动，电表毫安数值的高低则要根据患者感觉热度和治疗需要的热剂量来选择。若旋转"输出细调"使指针升至最大时仍未达到患者所需的热量，可调节"输出粗调"开关升高一档，通过升高高压数值提高毫安表指数，以满足患者治疗的要求。

（6）治疗中要经常询问、观察患者的反应，如发现患者有过热、心慌等不适症状，应立即停止治疗并给予及时处理。

（7）治疗结束时，逆上述顺序，依次关闭输出、高压及电源，取下患者身上的电极和衬垫物。

（8）使用电极板时必须用毛巾折叠或毡垫置于电极板与皮肤之间。在使用电极板时，需要将电极板置于患者的适当位置，最好将电极板放于需要治疗部位的两侧。治疗膝部时也可以将一个电极板放置于小腿上，另一个则放置于大腿上。由于金属容易传导，高热会导致灼伤患者，因此需要除去治疗部位之间的金属物品，如钟表、钥匙、手饰品等。有时电表的指针到达某一点时，如再顺时针旋转"输出微调"能使指针倒移，这是由于人体内存在电路效应，表示电容量已达谐振点。如果治疗部位为手部，可将手置于两极板之间，但有时不易获得足够的治疗电能，在这种情况下，可将手指或手的前部置于电极板上，而将另一电极板包扎于上臂，扩大组织面积，获得较大的电能。对头部治疗时把电极斜侧安放，这样可以使不需要治疗的面部远离电极，不致发生作用，另一块电极板可安放在背的上部。需要注意的是电流勿穿过脑部，否则会造成晕眩现象。

（9）在更换电源保险丝时，必须关闭电源。

## （四）超短波治疗机治疗须知

（1）确认电疗机接电良好，以保证安全。

（2）患者所卧床铺必须为木制，电疗地方最好为地板地面，如是水泥地面，更应注意接地线、禁止使用铁床或钢丝垫子。

（3）电极板的衬垫、手巾或毯垫等必须干燥，勿使治疗患者和附近金属物质接触，应除去治疗部位的钟表、钥匙、首饰品等，由于金属物品容易传导高热，需要防止患者出现灼伤。治疗前应检查患者治疗部位有无皮肤破损或感觉障碍，过热可能引起损伤，因此当无特殊需要时，不宜采用大剂量治疗。

（4）使用电疗机一般可分为无热量、微热量、舒适热量及高热量四种，切勿使患者忍受过度的热量，若患者出现搏动征象或治疗处有微痛感，应降低热量。及时检查治疗部位是否有汗液等分泌物并及时擦干，以免引起皮肤烫伤。

（5）大功率超短波治疗不宜采用单极法。小儿和老年人的心前区不宜进行大功率超短波治疗。患者俯卧位进行脊柱或背部的治疗，电极板只能安放在身体的一面，不可以放在人体的前后面，即电极板安放在脊柱的上下部。局部治疗如疖等，可把小的电极板安放在患处，大的电极板作为散发电极。

（6）治疗疾病、应用电极部位、治疗时间等应由有经验的理疗医生掌握并使用。

## （五）超短波治疗机适应证

超短波疗法主要适用于急性与亚急性炎症、损伤疾病。

（1）外科炎症性疾病。适用于风湿性关节炎，急性肺炎，伤口创面愈合的辅助治疗。包括软组织化脓感染、软组织的扭挫伤、静脉炎、淋巴炎、骨髓炎、肌肉劳损、肩关节周围炎、颈椎病、肌筋膜炎、术后伤口感染、腰间盘突出、骨性关节炎、骨折延期愈合、关节积血、关节积液、阑尾脓肿、血肿、冻伤、术后伤口感染、附件炎、睾丸炎等。

（2）疼痛性疾病。适用于坐骨神经痛、偏头痛、肌肉痛、神经痛、周围神经损伤、神经炎、面神经炎等。

（3）内科疾病。适用于肺炎、支气管炎、支气管哮喘、胆囊炎、膀胱炎、肾盂肾炎、溃疡病、胃肠痉挛、急性肾衰竭等。

（4）皮肤科疾病。适用于带状疱疹、痤疮等。

（5）妇科疾病。适用于盆腔炎、附件炎、前庭大腺炎等。

（6）其他疾病。适用于眼耳鼻喉相关的病症如咽喉炎、扁桃体炎、中耳炎、鼻窦炎、颞颌关节炎等。另外还包括烧伤、冻伤、胃及十二指肠溃疡、痛经等。

### （六）超短波治疗机禁忌证

（1）肾结核患者禁用透热治疗，以免发生充血。

（2）月经期间不可在腹部使用超短波电疗。

（3）恶性肿瘤（一般剂量时）、颅内压增高、出血倾向、活动性结核、妊娠、严重心肺功能不全、局部金属异物、植入心脏起搏器、青光眼等禁用。

（4）无自主能力的人和婴幼儿不得使用。小儿骨骺、睾丸、眼睛、心脏、神经节、神经丛对超短波敏感，不宜采用大剂量治疗。

（5）慢性炎症、慢性伤口及粘连患者不宜进行长疗程的超短波治疗，避免引起结缔组织的过度增生，导致局部组织变硬，粘连加重。

# 第三节　短波疗法

## 一、概述

短波电流是指波长 10～100m、频率 3～30MHz 的高频电流。应用短波电流所产生的高频电磁场作用于人体以治疗疾病的方法称为短波疗法（short wave therapy）。因为短波疗法的主要作用为温热效应，因此又被称为短波透热疗法。

### （一）短波的物理特性

目前临床上短波疗法通常采用频率为 13.56MHz、波长为 22.12m 或频率为 27.12MHz、波长为 11.06m 的电流，功率 250～300W 的短波治疗仪。治疗中多使用连续波。

短波电流作用于人体时，高频电流沿着螺旋形的闭锁导线流过，在导线周围产生强烈的交变磁场。在交变磁场的作用下，机体组织产生涡电流。由于涡电流的极性是交变的，将导致组织内的偶极子、离子等发生旋转运动而引起组织产热。在人体组织中，短波电流所产生的热量分布是不均匀的。因此在进行短波治疗时，人体中的感应电动势大部分发生在电阻较小的组织，都是由于传导电流而产热。短波电流所产生的热量在人体电阻较小、体液丰富的组织中比较多，肌肉组织产生的热量多于脂肪组织。

## （二）治疗作用

（1）消炎消肿。中等剂量的短波作用于人体组织以后，机体的毛细血管和小动脉首先短暂收缩，继而出现持久的扩张，导致血流速度加快，血管的通透性增高，从而改善组织的血循环，增强组织营养，提高机体免疫力，吞噬细胞、抗体、补体数量增多，能力增强，凝集素、调理素增多，促进水肿和炎性物质的消散与吸收。但是如果剂量过大，则可以引起血管麻痹，血管内皮细胞变性，形成毛细血管内血栓，血管周围出血。

（2）解痉镇痛。短波可以降低神经的兴奋性，因此可以起到镇静止痛的作用。中小剂量时可以加速神经纤维的再生，若剂量过大则会抑制再生。短波还可以缓解平滑肌及横纹肌的痉挛。

（3）促进组织修复。中小剂量的短波治疗可以改善组织血液循环，增强组织营养，促进成纤维细胞增殖，加快肉芽组织和结缔组织生长，进而进一步提高组织的修复和愈合能力。

（4）抑制恶性肿瘤的生长。大剂量的短波治疗可以杀灭肿瘤细胞，或者抑制其增殖，常与放疗相结合用于癌症的治疗。

（5）增强细胞免疫功能。短波可以使单核—巨噬细胞功能增强，激活酶的活性，提高人体的免疫功能。

## 二、短波治疗设备

目前常用的短波治疗机分为两种，分别是台式和落地式。短波治疗机输出的短波电流也有两种：一种是波长22.12m、频率13.56MHz，另一种是波长11.06m、频率27.12MHz。临床上常用的短波治疗机输出连续波，电压为100～150V，功率为250～300W。短波治疗机的输出有连续波和脉冲波，也有单输出脉冲波。治疗恶性肿瘤的治疗机以输出波长 22.12m、频率 13.56MHz 的连续波，电压 3000～4000V，功率 1000～2000W 为主。

短波治疗机常用的电极有以下几种：

（1）电缆电极。短波电流通过电缆时周围所产生的磁场作用于人体。根据治疗部位的大小、形状可以将电缆盘绕成需要的形状，作用于人体治疗区域。

（2）电容电极。治疗时需要使用稍大于病灶部位的电极面积方可有效。操作时需要电极与皮肤平行并保持一定的间隙。间隙小则作用浅，间隙大则作用深。

（3）涡流电极。是比较新型的电极，多用于波长 11.06m 的短波治疗机。

## 三、短波治疗仪治疗方法

在使用短波治疗仪时，选择患者治疗舒适的体位，不需要暴露治疗部位。在使用短波治疗过程中，需要治疗师根据病变情况、部位、性质、范围等确定治疗方案。在使用过程中，需要掌握常用的治疗方法。

### （一）电缆电极操作法

短波疗法中最常用的治疗方法。根据治疗需要将电缆电极盘绕成一定的大小及形状。应朝一个方向盘绕电缆，防止磁场对消，一般盘绕 2～3 圈，不超过 3～4 圈。采用电缆电极法治疗时，各圈的间隔应大于电缆直径，以防止电缆过近时形成圈间电容，影响磁场强度及作用深度。电缆与皮肤之间应垫以毡垫、棉垫等衬垫物，电缆不可直接贴近皮肤，以避免浅层组织过热，影响作用的深度和均匀度。电缆盘绕后，其两端留出的长度相等。电缆电极法包括盘缆法、缠绕法、圆盘电极法、涡流电极法四种具体的操作方法。

（1）盘缆法：根据不同治疗要求将 2～3m 的电缆盘绕成相应的形状置于相应的治疗部位。

（2）缠绕法：将电缆缠绕于肢体上，电缆与皮肤间距为 1～3cm，二者以衬垫间隔。缠绕电缆时，缆圈间距为 2～3cm，盘、缠后留出的两端电缆用分缆夹固定。

（3）圆盘电极法：即鼓状电极法，是指将具有绝缘胶木盒的盘状电极置于局部的治疗方法。

（4）涡流电极法：涡流电极可直接贴在皮肤上，将有绝缘胶木盒的涡流电极放置于局部进行治疗。

## （二）电容电极操作法

电容电极由绝缘的橡皮毡子包裹金属薄片或金属网制成。通过调节皮肤与电极间隙来调节电容与电极的距离。采用电容电极法治疗时，电极的放置方法有四种，分别是对置法、并置法、交叉法和单极法，在临床上常用的方法为对置法或并置法。

### 1. 对置法

两个电极相对放置，电场线集中于两极之间，横贯治疗部位，可以用于治疗深部组织的病变。在放置电极时要保持两个电极之间的距离应大于一个电极的直径。电极与治疗部位表面要保持一定的间隙，若要作用于表浅部位，只需要将电极贴近皮肤，若需要较均匀、较深的治疗，则需要电极与皮肤保持一定间隙，此时电场线较分散。用于较大、较深部位的治疗仪功率为 250~300W，用于五官或浅表部位的治疗仪功率为 50~80W。微热量治疗时，小功率治疗机浅作用时的电极间隙为 0.5~1cm，深作用时为 2~3cm；大功率治疗机浅作用时的电极间隙为 3~4cm，深作用时为 5~6cm。

在两个电极与皮肤的间隙相等时，作用较为均匀，若间隙不等，电场线将集中于间隙小的部位。若治疗部位表面呈斜面，电极与治疗表面应保持平行，否则电场线的分布将不均匀，间隙小处电场线密集，间隙大处电场线分散。在人体表面凹凸不平的部位进行治疗时，电场线比较容易集中在隆突处，容易导致局部过热引发烫伤，此时，只需要加大电极与皮肤的间隙就可以使电场线分散，作用均匀。因此，若病变发生在一侧，需要更集中治疗，就可以采用大小两个电极，在病变侧使用较小电极，电场线将集中于小电极一侧。多数情况下，两个电极应等大，防止电场线集中于一侧。

### 2. 并置法

两个电极并列放置于治疗部位表面，电场线较分散，只通过表浅组织，因此多用于表浅病变的治疗。放置电极时还应注意以下两个方面，一方面，电极与皮肤的间隙不宜过大，以免电场线散向四周空间而不能通过人体。另一方面，两极之间的距离不应大于电极的直径，并且不应小于 3cm。若电极间距离过大，则电场线分散，作用的强度与深度将受到影响。若电极间距离过小，又会使电场线集中于两极间最短路径处，导致病变部位处于两极电场之外。

### 3. 交叉法

两对电极分别对置于相互垂直的位置上，先后给予输出，使病变部位先后接受不同方向的两次治疗，用于加大深部的作用强度、均匀度和治疗时间。

### 4. 单极法

在治疗中只使用一个电极，作用范围小而表浅，作用范围局限于电极下中央部位的浅层组织。治疗时应将不用于治疗的另一个电极放置在远离治疗部位处，同时使两极相背。由于单极法治疗时有大量电场线散向四周空间，有可能对环境造成电磁污染，因此，无论大功率治疗机还是小功率治疗机都应该减少单极法治疗。

## （三）短波疗法治疗剂量

短波疗法的治疗剂量采用的是调谐法，尚无准确实用的客观指标，一般确定治疗剂量的方法是根据患者的温热感觉程度来分级，主要分为四级，在实际操作过程中，可以通过调整空气间隙的大小或衬垫的厚度来调节剂量。

（1）无热量（Ⅰ级剂量）：氖光管若明若暗，电流强度在 100～120mA。患者无温热感，适用于急性疾病早期、循环障碍、水肿等。

（2）微热量（Ⅱ级剂量）：氖光管微亮，电流强度在 130～170mA。患者有刚能感觉到的微弱的温热感，适用于亚急性、慢性炎症。

（3）温热量（Ⅲ级剂量）：氖光管明亮，电流强度在 180～240mA。患者有明显舒适的温热感，适用于慢性炎症、慢性疾病及有局部循环障碍的疾病。

（4）热量（Ⅳ级剂量）：氖光管辉亮，电流强度在 240mA 以上。患者有强烈的热感，适用于恶性肿瘤的治疗。

## （四）短波疗法治疗时间和疗程

根据患者的实际情况进行选择，一般每日治疗一次或者隔日一次，10～20次为一个疗程。急性期疗程宜短，5～10 次为一个疗程。慢性期疗程可适当延长。

（1）无热量适用于治疗急性伤病，每次治疗 5～10min。

（2）微热量适用于治疗亚急性伤病，每次治疗 10～15min。

（3）温热量适用于治疗急性肾衰竭，每次治疗 30～60min。

治疗恶性肿瘤时要注意必须和放疗、化疗综合应用。

## 四、短波疗法的适应证与禁忌证

### （一）适应证

短波治疗适用于各种亚急性、慢性炎症性疾病。适用于各种原因引起的炎症类疾病，如胃炎、胃溃疡、结肠炎、神经炎、胆囊炎、肺炎、气管炎、膀胱炎、肾盂肾炎、盆腔炎、附件炎等。适用于各种原因引起的疼痛，如外周神经损伤、坐骨神经痛、偏头痛、胃肠痉挛，软组织扭挫伤、肌肉劳损伤、肩周炎、颈椎病、腰间盘突出引起的疼痛等。适用于关节积液、关节积血、骨折延迟愈合、骨性关节炎等。

### （二）禁忌证

短波治疗严禁用在恶性肿瘤（一般剂量）、有出血倾向、活动性的结核病、严重的心肺功能不全、人体内局部有金属异物、有心脏起搏器植入、妊娠等相关病症。

### （三）注意事项

（1）治疗时应尽量采用木地板等绝缘材料、木质的床椅，短波治疗机要连接地线。

（2）在治疗期间患者不可以触摸仪器及其他导体，在电缆及电极的下方应垫棉垫或橡胶布。

（3）治疗时，患者应去除身上所有的金属物品，包括钥匙、手机、手表、项链等金属物品，身体有金属异物的地方，如固定钢板、钢钉、心脏起搏器等不可应用短波治疗。

（4）治疗过程中应注意观察患者治疗部位有无出汗、衣物是否潮湿、伤口有无湿敷料，若有汗液分泌物应擦除干净。

（5）治疗前应检查患者有无感觉障碍，防止由于过热导致损伤。

（6）患者在治疗过程中应采用舒适体位。

（7）小儿骨骺、睾丸、心脏、神经节、神经丛等对短波敏感，不宜采用大剂量，妇女经期应避免在下腹部治疗。

（8）治疗膝关节、踝关节等部位时，应避免出现电场线集中的情况，在这些部位放置衬垫，保证受热均匀。

（9）在治疗时应保证电极的面积大于病灶部位的面积。

（10）大功率短波治疗不宜采用单极法，头部及小儿和老年人的心前区不宜进行大功率短波治疗。

（11）伤口急慢性炎症或者出现伤口粘连的患者不宜进行长时间长疗程的短波治疗。以避免引起结缔组织的过度增生，造成局部的组织变硬，加重粘连。

## 五、短波治疗仪的主要操作方法

### （一）概述

短波治疗设备通过不同强度的电场或电磁场产生热量，因此用途广泛。短波治疗设备可以通过电容器（介质场）和线圈（感应场）的方法来进行治疗。

在介质场方法中，将需要治疗的身体部位置于两个电极板的电场中间。在电场治疗中，通过"辐射"身体部位产生热。脂肪组织比肌肉组织接受到更多的热。在感应场方式时，身体部位处于一个磁场中间，对于肌肉组织等含有丰富液体的组织加热作用更为明显。

短波治疗设备适应范围广泛，几乎适用于所有的临床中需要热疗作用的治疗。在实际使用中可以采用连续或脉冲的模式，通过介质场和感应场的方法来实现治疗。由于短波治疗渗透深度大，生成的内部热量会引发一系列的生理过程，在肌肉、肌腱及其他含有连接组织的结构上可以产生解痉效应，从而加快细胞新陈代谢和酶的反应速度，刺激治疗区域的灌注。也可以在脉冲模式下，利用短时间、强脉冲的方式，应用高频率能量进一步加强深度效应，特别是对灌注的刺激，因此，短波疗法可以治疗关节和肌肉的风湿紊乱、呼吸器官的炎症，脉冲模式可以治疗急性病症。

## （二）禁忌证

### 1. 绝对禁忌

（1）佩戴心脏起搏器的患者在任何条件下都不能进行短波治疗。由于短波的高频率对起搏器产生影响，会造成心室纤维颤动。而且其他佩戴心脏起搏器的人要远离短波治疗区域。

（2）患有热敏症的患者。

（3）患有肺结核、具有出血或有出血危险的患者。

（4）患有败血症、肺气肿、有恶性肿瘤或有暂未确定性质肿瘤的患者。

### 2. 部分情况下的禁忌

（1）体内有植入体或金属物质。

（2）身体部位肿胀同时有发热的情况。

（3）热过敏、热迟钝、急性炎症。

（4）严重动脉阻塞、严重心脏病（心瓣膜炎、心肌梗死、心肌不全、严重冠状动脉硬化）。

（5）包括急性炎症在内的妇科紊乱、怀孕、经期。

### 3. 特别需要注意的问题

在操作使用过程中，应特别注意患者的衣服是否有潮湿的情况，由于服装会比患者身体产热更快，合成纤维（贝龙、尼龙等）吸收率低，会造成这些纤维下的皮肤快速湿润。由于在使用短波治疗时，患者的皮肤应该保持干燥，尤其在大剂量治疗时，需要注意皮肤褶皱处是否出现汗液聚集及患者的衣服潮湿的情况。

对于患者身体受伤部位的绷带也需要引起注意。在绷带完全干燥时，应用短波治疗不会产生危险，但要注意观察绷带是否出现潮湿现象。

（1）由于儿童体重轻，在治疗时需要特别引起注意，需要仔细斟酌操作的用量并经常进行观察（在设备关闭的情况下手工检查皮肤温度）。

（2）高频场对胎儿的影响研究较少，因此不确定短波治疗对胎儿的影响，建议怀孕的操作者不要在设备工作时停留在接受短波治疗的患者附近。

（3）必须根据患者的个人反应来设定调节输出功率。因此，若患者出现热感觉减退的情况，需要操作者在操作过程中引起重视。

**备注：**在进行高频治疗的房间中，需要贴出对戴有心脏起搏器患者的警告。同时，在进行短波治疗和同时进行的低频治疗仪之间至少保留6m的距离，防止干扰。

## （三）短波控制器和指示器

短波治疗仪的液晶显示屏分成了不同的功能区。金属机架可以保护电子部件，易于清洁，微处理器长期监控与安全相关的部件，设备在开机后，自动运行自检程序，列出可能的故障。

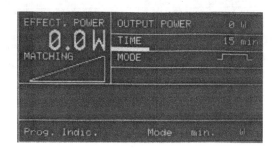

**1. 控制器和指示器的功能**

（1）Display（显示）：可以在不同等级上选择设备的所有菜单和参数。用data selector（数据选择按钮）进行选择。

（2）Data selector：利用 data selector 按钮选择治疗参数。可以利用鼠标进行设备的操作。通过选择器向左或向右转动，使鼠标移动到其他需要的菜单选项上，待确定好菜单后，只要向下按动选择器即可。若选定相关参数，同样通过旋转选择器，移动鼠标到相应的所需区域，同时按下选择器，鼠标开始闪烁。可以通过再次旋转选择器来选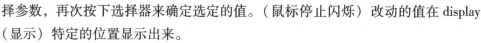

择参数，再次按下选择器来确定选定的值。（鼠标停止闪烁）改动的值在 display（显示）特定的位置显示出来。

（3）Stop button（停止键）：按动 stop button（停止键）按钮可以中断治疗过程，即在选定的治疗时间结束之前停止治疗。

### 2. 参数总览

开机菜单显示如下：

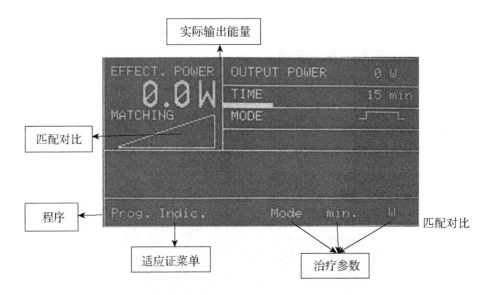

### （四）操作错误

### 1. E01 显示"请检查电极和电缆"

原因：由于不能找到最优的调整点，因此需要再次检查电极。检查 ESD（电极表面距离）及电极电缆是否正确连接。

### 2. E02 显示"匹配中……请稍后"

原因：为了保证安全，在调整过程中有效输出不应高于 100W。若在高效输出时进行调整，就会有明显的发热。

内部错误：发生设备内部错误时，需要立即停止治疗。通常设备只能通过 power switch 来再次打开和关闭。如果错误信息再次出现，操作人员需要记录错误代码，关闭设备，并联系设备维修人员。

## （五）短波治疗

### 1. 放置电极

电极的放置应避免由于边缘效应造成过热现象。放置电极应保证电极表面与治疗区域接近平行，也可以利用边缘效应进行治疗（注意：如果需要利用这种效应，操作者需要仔细控制治疗剂量）。如果使用一个电极或存在金属物质如耳环、金属植入物，可能出现治疗局部过热现象。局部过热还可能由于电极收缩的原因而出现，可以通过增加身体治疗部位间的距离（如身体两部位间使用枕头等）避免出现过热现象。

### 2. 设定电极—皮肤的距离

深部治疗可以使用大的电极—皮肤距离来实现。对于接近表皮的治疗，可以使用小的电极—皮肤距离。当电极接触到患者的身体时，可以通过调整电极调整栓得到电极板的最优放置方式。通过改变装入电极中的金属板的距离，即通过增加和减少金属板和身体之间的距离来确定高频场的穿透深度。根据表3-6内容来设定电极—皮肤的距离。

表3-6　电极—皮肤距离设定

| 位置 | 1 | 2 | 3 |
|---|---|---|---|
| 电极—皮肤距离 | 1cm | 1.75cm | 2.5cm |
| 调整栓的位置 | 插入 | 半伸出 | 全部伸出 |

### 3. 设定强度

根据Schliephake制定的剂量标准和剂量图设定强度（表3-7，表3-8）。

表3-7　剂量标准

| 剂量标准 | 感觉 | 描述 |
|---|---|---|
| 1 | 感觉不到热量 | 不热，潜意识 |
| 2 | 轻微发热 | 仅可以感觉到热 |
| 3 | 舒适的发热 | 舒适，感觉到热，但可以忍受 |
| 4 | 强热 | 强烈，感觉到热，仍可以忍受 |

表 3 - 8　剂量图

| 发热感觉 | 治疗剂量 | | | |
|---|---|---|---|---|
| | 1 | 2 | 3 | 4 |
| 无 | ▨ | | | |
| 低 | | ▨ | | |
| 中等 | | | ▨ | |
| 高 | | | | ▨ |

### 4. 短波治疗的相关信息

（1）准备。

治疗开始之前需要准备以下信息。

①根据患者的治疗需要，给设备配备合适的电极。

②打开 power switch。此时设备会进行一段时间的自检。如果设备内部出现错误，文本输出位置会显示错误码（详细内容参考设备错误）。

③将需要治疗的患者摆放在合适的治疗位置，在连接电极治疗之前，首先操作者需要确保仪器设备的强度是 0。

④确保电极位于正确的位置。

⑤检查电极—皮肤距离的位置。

（2）开始治疗。

在患者开始治疗时，设备总是从基本菜单开始。通过 data selector 按钮将输出功率从 0 增大到治疗实际需要的值。通过 stop button 按钮可以在任何需要的时候终止治疗。具体的操作步骤如下。

①选择输出参数（频率、模式、时间）。利用数据选择器移动到治疗需要的频率、模式和时间区域，然后按压数据选择器，选择适用治疗的相关参数，再转到需要设置的选项上，再次按下数据选择器设定参数值。

②根据实际需要及进行治疗的类型检查相关的参数设置。

③用 data selector 按钮选择输出功率的参数。

④通过转动 data selector 按钮缓慢增加输出功率，同时观察设备相应的输出显示，并时刻观察患者的情况，及时和患者沟通其感受。

⑤在治疗过程中可以根据实际需要调整参数。

⑥通过按压 stop button 按钮终止治疗，也可以等到持续时间结束，设备停止

治疗。

⑦除去电极，同时询问患者的治疗感受。

## 六、指示菜单

设备除了配备直接进入个人治疗的模式，指示菜单同时提供另外一种开始个人治疗的方法。在实际操作过程中，操作者可以利用指示菜单，使用短波疗法中已确认的方法进行相应的治疗。

### （一）通过指示菜单开始治疗

在设备中，所有的指示都分配在一个医疗区域，下面的图片是打开设备后的主菜单。

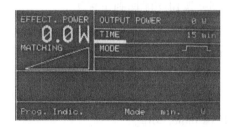

按照下面的步骤开始使用：

（1）设备及患者的准备同前。

（2）在 display 上选择 indic.功能，指示菜单的主页显示如下。

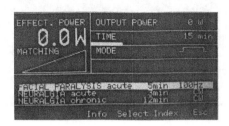

（3）在指示菜单的主页上，通过 select 按钮的功能选择需要的治疗方法，如果所需要的相关参数设置不在列表内，可以再换一个医学领域。

（4）根据实际需要，可以在选定的操作上获得其他有关的信息。

（5）选择治疗适用的 output power 输出功率的瓦数，显示屏上会显示治疗所选定的指示建议参数及治疗时间。

（6）通过按压 stop button 按钮终止治疗，也可以等持续时间结束后，待程序自动停止。

（7）治疗结束后除去患者身体相关部位的电极，并及时询问患者的感受，做好沟通。

## （二）所选治疗方式的信息

在治疗过程中，可以按照以下步骤获得使用治疗方式的详细信息。

（1）在 display 上选择 indic. 功能。

（2）在设备的显示屏上选择 info. 功能。此时显示屏显示所有的图表，并详细地描述所应用治疗方式的特点（如持续的时间、所需的剂量等，同时还包括连接电极所建议的身体有关部位）。

（3）选择 Select 和 Esc 按钮功能回到主菜单。

## （三）设定医学领域

设备使用过程中，可以按照指示菜单上的以下步骤选择一个医学领域。

（1）在 display 上选择 indic. 功能。

（2）在显示屏上选择 index 功能。索引页将显示一系列的医学领域，治疗师可以根据患者实际需要选择适宜的领域。

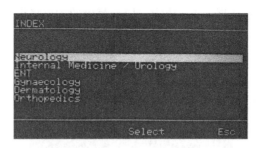

（3）利用 select 功能从索引中选择所需要治疗的医学领域，最后选择确定按钮。

## （四）提示

（1）在治疗过程中，脉冲模式的应用是对传统方法的补充。这种传统方法是通过对组织层连续的传输能量的方法来进行均匀升温。脉冲热疗法对急性病症疗效显著。

（2）对于还未进入慢性阶段的某些疾病，可以采用低热疗法进行治疗。建议在确定的慢性病的情况下连续使用。

（3）在治疗患者表层（皮肤和皮下脂肪）时，电极和皮肤治疗面（主动面）之间的距离应该较小，相反的面（被动面）距离大。

（4）对于深度治疗（内部器官、关节），需要两个面上的电极表面距离都很大。在治疗刚开始时，应采用短时间小剂量治疗，根据患者的感受度逐渐增加。当患者反应剧烈时，应中止治疗或减小剂量，缩短持续时间。

（5）操作者在幼儿使用短波疗法时需要特别注意。在实际操作中要注意使用剂量，并且在使用过程中需要不断观察，设备关闭后要手工检查患者皮肤的温度。因此，在儿童使用短波治疗过程中需要患儿裸露治疗部位。

## （五）整形外科/神经学方面的应用

主要用于肌肉、骨骼、关节、关节炎和关节病。由于与药物治疗相比较，电疗很少应用到关节炎和多发性关节炎上，治疗的目的主要在于缓解疼痛和肿胀。

### 1. 骨关节炎

主要用于慢性的关节紊乱。可以减轻患处的痛觉，刺激灌注（表3-9）。可以同超声疗法、电疗法、手动疗法、冷冻疗法等组合。

表3-9　骨关节炎短波治疗操作方法

| 热疗—短波（慢性） | | |
|---|---|---|
| 模式 | 连续模式 | |
| 治疗器 | 电极板 | |
| 治疗位置 | 辐射疼痛关节 | |
| 电极表面距离 | 主动：2~4cm | 被动：2~4cm |
| 治疗时间 | 10~15min | |
| 治疗剂量 | 剂量2~3 | |
| 治疗间隔 | 每隔一天 | 10~15次治疗 |

| 热疗—短波（慢性） | |
|---|---|
| 注释 | 短波治疗可以有效地缓解<br>肌肉和连接组织的紧张状态 |
| 注意事项 | 只有在患者可以忍受的情况下才使用热疗 |

### 2. 髋关节和肩关节的慢性多发性关节炎

主要用于身体多处的关节炎，用于缓解疼痛，减轻炎症反应（表3-10）。短波治疗可以缓解肌肉和连接组织的紧张状态，使用剂量1，也可以在发炎的情况下使用2~3min。建议使用线圈（感应场）电极而非电容（绝缘场）电极。

表3-10　髋关节和肩关节的慢性多发性关节炎短波治疗操作方法

| 热疗—短波 | | |
|---|---|---|
| 治疗器 | 电极板 | |
| 治疗位置 | 辐射疼痛关节 | |
| 电极表面距离 | 主动：2~4cm | 被动：2~4cm |
| 治疗时间 | 5~15min | |
| 治疗剂量 | 剂量2~3 | |
| 治疗间隔 | 每隔一天 | 10~15次治疗 |

### 3. 跟腱痛

主要用于跟腱发炎，可以起到刺激灌注、增加营养、消除挛缩及减轻痛觉的作用（表3-11）。可以和运动疗法、超声疗法、冷冻疗法和热疗法相结合使用。

表3-11　跟腱痛短波治疗操作方法

| 热疗—短波（不能用于急性阶段） | | |
|---|---|---|
| 模式 | 脉冲模式 | |
| 治疗器 | 电极板/二极管 | |
| 治疗位置 | 跟腱两侧 | |
| 电极表面距离 | 左：1~2cm | 右：1~2cm |

| 热疗—短波（不能用于急性阶段） | | |
|---|---|---|
| 治疗时间 | 10～15min | |
| 治疗剂量 | 剂量 2～3 | |
| 治疗间隔 | 每隔一天 | 12～15 次治疗 |

### 4. 扭伤、脱位、擦伤

主要用于关节扭伤、脱位等病症的治疗。可以缓解局部的疼痛，增加局部的灌注刺激，促进血肿吸收（表 3 - 12）。脱位首先需要进行固定处理。

表 3 - 12　扭伤、脱位、擦伤短波治疗操作方法

| 热疗—短波（不能用于急性阶段） | | |
|---|---|---|
| 模式 | 脉冲模式 | |
| 治疗器 | 电极板/二极管；二极管（亚急性） | |
| 治疗位置 | 辐射关节 | |
| 电极表面距离 | 主动：2～4cm | 被动：2～4cm |
| 治疗时间 | 5～10min | 亚急性：10～15min |
| 治疗剂量 | 剂量 2～3 | 亚急性：剂量 1<br>12 瓦中间功率 |
| 治疗间隔 | 每天 | 5～10 次治疗 |
| 注意事项 | 急性阶段、存在新鲜血肿的状态下禁止进行热疗 | |

### 5. 类风湿性脊椎炎

主要用于发炎和关节硬化紊乱。治疗目的主要为减轻疼痛，局部灌注刺激，减轻肌肉的拉力（表 3 - 13）。可以和电疗法、超声疗法、运动疗法及呼吸练习相结合。

短波治疗能缓解肌肉和连接组织的紧张状态，使用剂量 1，也可以在发炎的情况下使用 2～3min，建议使用线圈（感应场）电极而非电容（绝缘场）电极。

表 3 – 13　类风湿性脊椎炎短波治疗操作方法

| 热疗—短波 | | |
|---|---|---|
| 模式 | 脉冲模式 | |
| 治疗器 | 电极板 | |
| 治疗位置 | 脊柱纵向辐射 | |
| 电极表面距离 | 主动：2～4cm | 被动：2～4cm |
| 治疗时间 | 10～15min | |
| 治疗剂量 | 剂量 2～3 | |
| 治疗间隔 | 每隔一天 | 12 次治疗 |

### 6. 外上髁炎

肱骨外上髁炎是指肘关节外侧前臂伸肌起点处肌腱发炎疼痛。使用短波治疗可以减轻疼痛、消除炎症（表 3 – 14）。可以和超声疗法、冷冻疗法相结合，在慢性阶段采用热疗法。

表 3 – 14　外上髁炎短波治疗操作方法

| 热疗—短波（不能用于急性阶段） | | |
|---|---|---|
| 模式 | 脉冲模式 | |
| 治疗器 | 二极管 | |
| 治疗位置 | 侧面关节辐射 | |
| 电极表面距离 | 电极接触皮肤 | |
| 治疗时间 | 10～15min | |
| 模式 | 脉冲模式 | |
| 治疗剂量 | 剂量 2～3 | 亚急性：剂量 1<br>16 瓦中间功率 |
| 治疗间隔 | 每天 | 5～10 次治疗 |
| 注意事项 | 急性阶段严禁进行热疗 | |

### 7. 骨折

骨折是指骨骼结构的连续性部分或完全断裂。使用短波疗法可以有效促进骨组织的形成，特别是在骨折愈合效果不佳时使用，可以和超声疗法、热疗法、电疗法及运动疗法相结合使用（表3-15）。

表3-15 骨折短波治疗操作方法

| 热疗—短波（慢性） | | |
|---|---|---|
| 模式 | 连续模式 | |
| 治疗器 | 电极板/橡胶电极 | |
| 治疗位置 | 局部，骨折部位之上 | |
| 电极表面距离 | 主动：2cm | 被动：4cm |
| 治疗时间 | 3~5min | |
| 治疗剂量 | 剂量1~2 | |
| 治疗间隔 | 每天 | 10次治疗 |
| 注释 | 短波治疗可以加速和改善骨组织的形成，其他部分的应用，也可以使用剂量1，3分钟的治疗 | |
| 注意事项 | 新的血肿存在时严禁使用短波疗法 | |

## 8. 坐骨神经痛

坐骨神经痛是以坐骨神经分布区域疼痛为主的综合征。短波治疗可以减轻疼痛，可以和超声疗法相结合使用（表3-16）。

表3-16 坐骨神经痛短波治疗操作方法

| 热疗—短波（慢性） |
|---|
| 模式 | 连续模式 |
| 治疗器 | 电极板以及橡胶电极 |
| 治疗位置 | 脚底（橡胶电极）和膝盖（电极板）—纵向刺激 |
| 电极表面距离 | 2~3cm |
| 治疗时间 | 10~15min |
| 治疗剂量 | 剂量2~3 |
| 治疗间隔 | 每隔一天/至少连续10次治疗 |
| 注释 | 卧姿支撑治疗 |
| 注意事项 | 只能在患者能够忍受时使用热疗 |

### 9. 腰痛

使用短波治疗可以减轻患者腰部的疼痛（表 3 – 17），可以和超声疗法、电疗法、热疗法相结合使用。

表 3 – 17　腰痛短波治疗操作方法

| 热疗—短波 | | |
|---|---|---|
| 模式 | 连续模式 | |
| 治疗器 | 二极管 | |
| 治疗位置 | 腰部 | |
| 电极表面距离 | 直接将二极管接到皮肤上 | |
| 治疗时间 | 10 ~ 15min | |
| 治疗剂量 | 剂量 2 ~ 3 | |
| 治疗间隔 | 每隔一天 | 至少连续 6 次治疗 |
| 注释 | 卧姿支撑治疗 | |

### 10. 肌肉疼痛

短波治疗可以消除肌肉疼痛、减轻症状、恢复肌肉的功能，可以和超声疗法、电疗法、热疗法等相结合使用（表 3 – 18）。

表 3 – 18　肌肉疼痛短波治疗操作方法

| 热疗—短波（不能用于急性阶段） | | |
|---|---|---|
| 模式 | 连续模式 | |
| 治疗器 | 二极管 | |
| 治疗位置 | 肌肉部位之上 | |
| 电极表面距离 | 直接将二极管接到皮肤上 | |
| 治疗时间 | 10 ~ 15min | |
| 治疗剂量 | 剂量 1 ~ 3 | |
| 治疗间隔 | 每隔一天 | 1 ~ 10 次治疗 |

### 11. 神经痛/神经炎

神经痛是指没有外界刺激的条件下而感到的疼痛，夜晚经常性的疼痛；神经炎是指神经或神经群发炎衰退或变质引发的疼痛等症状。短波疗法可以缓解疼痛，加速无功能丧失的愈合及再生，使炎症消失（表3－19）。可以和电离子渗入疗法、热疗、超声波疗法相结合使用。

表3－19　神经痛/神经炎短波治疗操作方法

| 热疗—短波 | | |
|---|---|---|
| 模式 | 脉冲模式 | |
| 治疗器 | 电极板 | |
| 治疗位置 | 神经末端纵向刺激 | |
| 电极表面距离 | 主动：2～4cm | 被动：2～4cm |
| 治疗时间 | 10～15min | |
| 治疗剂量 | 剂量2～3 | 急性：剂量1 |
| 治疗间隔 | 每隔一天 | 12次治疗 |

短波疗法可以缓解肌肉和连接组织的紧张状态。使用剂量1，在有炎症的情况下使用2～3min。建议使用线圈（感应场）电极而非电容（绝缘场）电极。

**12. 肩周炎**

肩关节周围炎简称肩周炎，俗称五十肩。肩部逐渐产生疼痛，夜间为甚，肩关节活动功能受限而且症状日益加重，达到某种程度后逐渐缓解，直到最后完全复原为主要表现的肩关节囊及周围韧带、肌腱和滑囊的慢性特异性炎症。肩关节周围炎是以肩关节疼痛和活动不便为主要症状的常见病症，使用短波治疗可以消除疼痛，刺激灌注恢复关节的活动范围（表3－20），可以和超声疗法、电疗法、主动锻炼相结合。

表3－20　肩周炎短波治疗操作方法

| 热疗—短波（不能用于急性阶段） | | |
|---|---|---|
| 模式 | 连续模式 | |
| 治疗器 | 电极板/橡胶电极 | |
| 治疗位置 | 关节的两面 | |
| 电极表面距离 | 主动：2～3cm | 被动：2～3cm |
| 治疗时间 | 5～10min | |

| 热疗—短波（不能用于急性阶段） | | |
|---|---|---|
| 治疗剂量 | 剂量 2～3 | 急性：剂量 1 |
| 治疗间隔 | 每周两次 | 10～15 次治疗 |
| 注意事项 | 急性阶段严禁进行热疗 | |

### 13. 骨膜炎

骨膜炎是由于骨膜及骨膜血管扩张、充血、水肿、骨膜下出血、血肿机化、骨膜增生及炎症性改变造成的应力性骨膜损伤或化脓性细菌侵袭造成的感染性骨膜损伤。使用短波治疗可以减轻骨膜炎的疼痛，消除炎症（表 3－21）。可以和超声疗法、电疗法、运动疗法、冷冻疗法及药物外敷相结合。

表 3－21　骨膜炎短波治疗操作方法

| 热疗—短波（不能用于急性阶段） | | |
|---|---|---|
| 模式 | 连续模式 | |
| 治疗器 | 电极板/橡胶电极 | |
| 治疗位置 | 骨的两面 | |
| 电极表面距离 | 主动：2cm | 被动：2cm |
| 治疗时间 | 5～10min | |
| 治疗剂量 | 剂量 2～3 | |
| 治疗间隔 | 每天 | 10～15 次治疗 |
| 注意事项 | 急性阶段严禁进行热疗 | |

### 14. 腱鞘炎

腱鞘是指套在肌腱外面的双层套管样密闭的滑膜管，包绕着肌腱，两层之间一空腔即滑液腔，内有腱鞘滑液。内层与肌腱紧密相贴，外层衬于腱纤维鞘里面，共同与骨面结合，具有固定、保护和润滑肌腱，使其免受摩擦或压迫的作用。肌腱长期在此过度摩擦，即可发生肌腱和腱鞘的损伤性炎症，引起肿胀，称为腱鞘炎。使用短波治疗可以改善发炎的症状，减轻疼痛（表 3－22），可以和超声疗法、电疗法相结合。此外，可以局部用药。急性阶段可以使用冷敷、外敷药物，也可以使用拉伸训练等物理疗法。

表 3 - 22  腱鞘炎短波治疗操作方法

| 热疗—短波（不能用于急性阶段） | | |
|---|---|---|
| 模式 | 连续模式 | |
| 治疗器 | 电极板/橡胶电极/二极管 | |
| 治疗位置 | 前臂两侧发炎处上部 | |
| 电极表面距离 | 主动：1～2cm（小电极板） | 被动：大橡胶电极臂或手的下方 |
| 治疗时间 | 10～15min | |
| 治疗剂量 | 剂量 2～3 | |
| 治疗间隔 | 每天 | 15～20 次治疗 |

### 15. 颈椎综合征

颈椎病又称颈椎综合征，是颈椎骨关节炎、增生性颈椎炎、颈神经根综合征、颈椎间盘脱出症的总称，是一种以退行性病理改变为基础的疾患。主要由于颈椎长期劳损、骨质增生或椎间盘脱出、韧带增厚，致使颈椎脊髓、神经根或椎动脉受压，出现一系列功能障碍的临床综合征。主要包括颈椎的疼痛、肩部肌肉或手臂放射痛。短波疗法可以减轻患处的疼痛，刺激灌注，使紧张的肌肉松弛，可以和电离子渗入疗法、热疗法、超声疗法相结合（表 3 - 23）。

表 3 - 23  颈椎综合征短波治疗操作方法

| 热疗—短波（慢性疼痛） | | |
|---|---|---|
| 模式 | 连续模式 | |
| 治疗器 | 二极管 | |
| 治疗位置 | 第三颈椎 | |
| 电极表面距离 | 全面接触 | |
| 治疗时间 | 5～10min | |
| 治疗剂量 | 剂量 2～3 | |
| 治疗间隔 | 每隔一天 | 5～10 次治疗 |
| 注释 | 短波治疗能够缓解肌肉和连接组织的紧张状态 | |
| 注意事项 | 只有在患者能够忍受的状况下才使用热疗 | |

### （六）皮肤病学指导

高频热疗法可以有效地治疗皮肤发炎和化脓的病症，比如疔疮、痈、汗腺肥大。在治疗中建议使用线圈（感应场）电极，而非电容（绝缘场）电极。

**1. 疔疮**

疔疮是好发于颜面和手足部的外科疾患。本病为毛囊发炎，开始有粟米样小脓头，发病迅速，根深坚硬如钉。因发病部位和形状不同，而有"人中疔""虎口疔""红丝疔"等名称。现代医学的"疖"属本病范畴。疔疮初起，切忌挤压、挑刺，红肿发硬时忌手术切开，以免引起感染扩散。疔疮走黄病情凶险，须及时抢救，疔疮如已成脓，应进行外科处理。可以使用短波疗法加速愈合（表3－24）。

**表3－24　疔疮短波治疗操作方法**

| 热疗—短波 | | |
|---|---|---|
| 模式 | 脉冲模式 | |
| 治疗器 | 电极板/二极管 | |
| 治疗位置 | 发炎部位之上 | |
| 模式 | 脉冲模式 | |
| 电极表面距离 | 主动：1cm（小电极板置于发炎集中部位之上） | 被动：4cm，大电极 |
| 治疗时间 | 1～2min | |
| 治疗剂量 | 剂量1 | |
| 治疗间隔 | 每天 | 1～2次治疗 |
| 注意事项 | 大剂量可能会有散布的危害。疔疮裂开时，伤口需要干燥后再治疗，否则有危险 | |

**2. 冻伤**

由于寒冷造成的组织损伤。短波治疗可以全面加热，刺激灌注，可以和热疗、超声疗法、电疗法（电离子渗入疗法）相结合使用（表3－25）。

表 3 – 25　冻伤短波治疗操作方法

| 热疗—短波 | | |
|---|---|---|
| 模式 | 脉冲模式 | |
| 治疗器 | 电极板/橡胶电极/二极管 | |
| 治疗位置 | 感染区域之上/接触皮肤的涡流电极 | |
| 电极表面距离 | 主动：2 ~ 3cm | 被动：6cm |
| 治疗时间 | 5 ~ 8min<br>新鲜（早期治疗） | 10min<br>陈旧（晚期治疗） |
| 治疗剂量 | 剂量 1<br>新鲜（早期治疗） | 剂量 1 ~ 2<br>陈旧（晚期治疗） |
| 治疗间隔 | 每天 | 10 ~ 15 次治疗 |
| 注意事项 | 建议使用线圈（感应场）电极而非电容（绝缘场）电极。<br>对于新的冻伤，最大用 20W 有效功率 | |

### 3. 皮肤外伤

腿部露骨（溃疡郁积）、伤口开裂、褥疮等情况。短波疗法可以刺激患处的灌注，可以和电疗法、热疗法、有医用添加剂的洗浴等相结合使用（表 3 – 26）。

表 3 – 26　皮肤外伤短波治疗操作方法

| 热疗—短波 | | |
|---|---|---|
| 模式 | 脉冲模式 | |
| 治疗器 | 二极管 | |
| 治疗位置 | 感染区域上部 | |
| 电极表面距离 | 1cm | |
| 治疗时间 | 10 ~ 15min | |
| 治疗剂量 | 剂量 1，有效功率 10 ~ 20W | |
| 治疗间隔 | 每天 | 10 次治疗 |
| 注意事项 | 改善后需要继续治疗，直到伤口愈合 | |

## （七）妇科

高频疗法在妇科疾病中适用于慢性附件炎和骨盆的非发炎性紊乱的刺激、吸收和灌注。

**备注**：在怀孕和月经期间不能进行局部治疗。

### 1. 子宫附件炎（慢性）

子宫左右的输卵管和卵巢统称为子宫附件。子宫附件炎是指输卵管和卵巢的炎症。输卵管、卵巢炎常常合并有宫旁结缔组织炎、盆腔腹膜炎。子宫附件炎在临床多见，常常由急性炎症过程转为慢性，也有的急性炎症过程不明显，一经发现就已经是慢性炎症了。短波治疗可以加速疾病的康复过程，刺激灌注。慢性期可以和多种治疗方法联合应用（表3-27）。

表3-27　子宫附件炎（慢性）短波治疗操作方法

| 热疗—短波（不能用于急性阶段） | | |
|---|---|---|
| 模式 | 脉冲模式 | |
| 治疗器 | 电极板/橡胶电极 | |
| 治疗位置 | 在刺激的器官区域上，臀部以下 | |
| 电极表面距离 | 主动：2~4cm（电极板置于发炎集中部位上），二极管与皮肤接触 | 被动（背脊）：4~5cm，橡胶电极在患者下面 |
| 治疗时间 | 5~10min | |
| 治疗剂量 | 剂量1~3 | |
| 治疗间隔 | 每隔一天 | 5~10次治疗 |
| 注意事项 | 在怀孕和月经期间不能进行局部治疗 | |

### 2. 无月经、痛经、卵巢功能不全

短波治疗可以改善以上症状，可以和神经体液调节的物理治疗相结合使用（表3-28）。

表 3 - 28 无月经、痛经、卵巢功能不全短波治疗操作方法

| 热疗—短波 | | |
|---|---|---|
| 模式 | 连续模式 | |
| 治疗器 | 电极板/橡胶电极 | |
| 治疗位置 | 在刺激的器官区域上，臀部以下 | |
| 电极表面距离 | 主动（腹部）：2～4cm（电极板置于发炎集中部位上） | 被动（背脊）：4～5cm，橡胶电极在患者下面 |
| 治疗时间 | 5～10min | |
| 治疗剂量 | 剂量 2～3 | |
| 治疗间隔 | 每周三次 | 5～10 次治疗 |
| 注释 | 开始：月经后 6 天 | |
| 注意事项 | 在怀孕和月经期间不能进行局部治疗 | |

### 3. 乳腺炎

乳腺炎是女性常见的疾病，根据病因的不同可以分为急性化脓性乳腺炎、乳晕旁瘘管、浆细胞性乳腺炎等，最常见的是急性化脓性乳腺炎。急性化脓性乳腺炎常发生于哺乳期，特别是初产妇产后 1～2 个月，故又称为急性哺乳期或产褥期化脓性乳腺炎，中医称为"乳痈"。乳汁淤积伴发细菌感染而发病，呈急性炎症表现，红肿热痛、寒战高热，早期可以手法排乳，中药治疗，化脓以后则需要切开引流。短波治疗可以促进炎症的消失（表 3 - 29）。

表 3 - 29 乳腺炎短波治疗操作方法

| 热疗—短波 | | |
|---|---|---|
| 模式 | 连续模式 | |
| 治疗器 | 二极管/电极板 | |
| 治疗位置 | 乳房上 | |
| 电极表面距离 | 二极管全面接触，主动（腹部）：3～5cm（电极板置于发炎集中部位之上） | 被动（背脊）：4～5cm（肩胛部） |
| 治疗时间 | 1～2min（吸收和新渗透）<br>5～10min（慢性疼痛时） | |

| 热疗—短波 | | |
|---|---|---|
| 治疗剂量 | 剂量1（吸收和新渗透）<br>剂量2（慢性疼痛时） | |
| 治疗间隔 | 每天 | 5～10次治疗 |

### 4. 韧带疼痛

女性骨盆连接组织的变化，使用短波治疗可以刺激灌注，放松光滑的子宫悬浮韧带（表3-30）。

**表3-30　韧带疼痛短波治疗操作方法**

| 热疗—短波 | | |
|---|---|---|
| 模式 | 连续模式 | |
| 治疗器 | 电极板/橡胶电极 | |
| 治疗位置 | 在刺激的器官区域上，臀部以下 | |
| 电极表面距离 | 主动（腹部）：2～4cm（电极板置于发炎集中部位之上） | 被动（背脊）：4～5cm，橡胶电极在患者下面 |
| 治疗时间 | 5～10min | |
| 模式 | 连续模式 | |
| 治疗剂量 | 剂量2 | |
| 治疗间隔 | 每周三次 | 5～10次治疗 |
| 注释 | 开始：月经后6天 | |
| 注意事项 | 在怀孕和月经期间不能进行局部治疗 | |

## （八）内科

在有发热等情况时不能使用短波治疗。不适用于急性肝炎、肺结核等情况，会增加患者的危险性。生殖器应该在电容（绝缘场）外。

### 1. 支气管炎（慢性）

支气管炎是指气管、支气管黏膜及周围组织的慢性非特异性炎症。支气管炎主要病因为病毒和细菌的反复感染。由于气温下降、呼吸道小血管痉挛缺血、防御功能下降等原因而致病；烟雾粉尘、污染大气等慢性刺激也可发病；吸烟使支气管痉挛、黏膜变异、纤毛运动降低、黏液分泌增多导致感染，与过敏因素也有一定关系（表3－31）。

表3－31　支气管炎（慢性）短波治疗操作方法

| 热疗—短波 | | |
|---|---|---|
| 模式 | 连续模式 | |
| 治疗器 | 电极板 | |
| 治疗位置 | 喉部横向辐射 | |
| 电极表面距离 | 腹部：4cm | 背部：4cm |
| 治疗时间 | 化脓时：3min | 慢性阻塞：8～12min |
| 治疗剂量 | 化脓时：剂量1 | 慢性阻塞：剂量2～3 |
| 治疗间隔 | 每隔一天<br>化脓：6次治疗 | 慢性：12次治疗 |
| 注释 | 如果可能，在慢性支气管炎时，同时加入悬浮物吸入 | |
| 注意事项 | 只要脓液存在，先用剂量1，而后用剂量2<br>在发热情况下不要使用 | |

### 2. 肝炎

肝炎是肝脏炎症的统称。通常是指由多种致病因素引起，如病毒、细菌、寄生虫、化学毒物、药物、酒精、自身免疫因素等使肝脏细胞受到破坏，肝脏的功能受到损害，引起身体一系列不适症状，以及肝功能指标的异常。通常我们生活中所说的肝炎，多数指的是由甲型、乙型、丙型等肝炎病毒引起的病毒性肝炎。短波治疗可以促进肝炎康复，刺激肝部灌注（表3－32）。

表 3 – 32　肝炎短波治疗操作方法

| 热疗—短波（黄疸后阶段） | | |
| --- | --- | --- |
| 模式 | 连续模式 | |
| 治疗器 | 电极板—橡胶电极 | |
| 治疗位置 | 肝脏上 | |
| 电极表面距离 | 腹部：2 ~ 4cm | 背部：6cm（橡胶电极） |
| 治疗时间 | 5 ~ 10min | |
| 治疗剂量 | 剂量 2 | |
| 治疗间隔 | 每隔一天 | 12 次治疗 |
| 注意事项 | 不要在急性肝炎情况下使用辐射治疗！不要进行完全热浴，会导致肝部灌注显著减少 | |

## 3. 胆石症

胆石症又称胆结石，是指胆道系统包括胆囊或胆管内发生结石的疾病，胆道感染属于常见的疾病，按发病部位分为胆囊结石和胆管结石。结石在胆囊内形成后，可刺激胆囊黏膜，不仅会引起胆囊的慢性炎症，而且当结石嵌顿在胆囊颈部或胆囊管后，还可以引起继发感染，导致胆囊的急性炎症。短波疗法可以起到解痉镇痛的作用。可以和热疗、超声疗法等治疗方法结合使用（表 3 – 33）。

表 3 –33　胆石症短波治疗操作方法

| 热疗—短波（对于术后疾病） | | |
| --- | --- | --- |
| 模式 | 连续模式 | |
| 治疗器 | 电极板（大）—橡胶电极 | |
| 治疗位置 | 肝部横向辐射 | |
| 电极表面距离 | 腹部：3 ~ 4cm | 背部：6 ~ 7cm（带有绒布毛巾的橡胶电极） |
| 治疗时间 | 术后：3min | |
| 治疗剂量 | 剂量 2 | |
| 治疗间隔 | 每隔一天 | 10 ~ 12 次治疗 |
| 注意事项 | 对于胆结石和胆管障碍，短波疗法并不是首选治疗方法 | |

#### 4. 便秘

便秘是指排便次数减少，同时排便困难、粪便干结。正常人每日排便 1~2 次或 1~2 日排便 1 次，便秘患者每周排便少于 3 次，并且排便费力，粪质硬结、量少。短波治疗可以恢复患者正常的黏稠度、规律排便、刺激肠道蠕动。可以和热疗、超声疗法、电疗以及局部按摩结合使用（表 3-34）。

表 3-34 便秘短波治疗操作方法

| 热疗—短波（便秘痉挛） | | |
|---|---|---|
| 模式 | 连续模式 | |
| 治疗器 | 电极板/橡胶电极 | |
| 治疗位置 | 腹部和腰部以上 | |
| 电极表面距离 | 腹部：4~5cm | 背部：5cm（橡胶电极） |
| 治疗时间 | 5~10min | |
| 治疗剂量 | 剂量 2 | |
| 治疗间隔 | 每天 | 5 次治疗 |
| 注意事项 | 治疗前需要进行精确的诊断 | |

#### 5. 前列腺精囊炎

前列腺精囊炎是一种由病菌引起的炎症，会严重影响男性的生活，此病严重时可引发不孕症，因此患者需要进行及时、准确的治疗。急性前列腺精囊炎表现为发病急，有全身感染症象或脓毒血症的表现，高热、尿频、尿急、尿痛、尿道痛、会阴部和耻骨疼痛，直肠胀满，排便困难，偶因膀胱颈部水肿、痉挛可致排尿困难，甚至尿潴留。慢性前列腺炎的临床表现，不同患者症状表现差异很大，常见的症状有后尿道烧灼感、蚁行感，会阴部、肛门部疼痛可放射至腰骶部、腹股沟、耻骨上区、阴茎、睾丸等，偶可向腹部放射（表 3-35）。

表 3-35 前列腺精囊炎短波治疗操作方法

| 热疗—短波（不能用于急性阶段） | |
|---|---|
| 模式 | 连续模式 |
| 治疗器 | 电极板—橡胶/二极管 |

续表

| 热疗—短波（不能用于急性阶段） | | |
|---|---|---|
| 治疗位置 | 主动（小电极）置于会阴上，被动置于骶骨上 | |
| 电极表面距离 | 主动会阴上：2cm | 被动骶骨上：3cm |
| 治疗时间 | 5~10min | |
| 治疗剂量 | 剂量 1~3 | |
| 治疗间隔 | 每周 2~3 次 | 10~15 次治疗 |
| 注释 | 生殖器应该在电容（绝缘场）外 | |
| 注意事项 | 急性期不能进行短波治疗 | |

## 七、独立程序设置及保存

短波治疗设备可以保存 20 个独立程序，同时可以重新启动、删除和覆盖，因此，不需要每次频繁设定需要使用的治疗形式，只要简单地将需要的治疗形式保存为独立程序即可。

### （一）设定程序值

设备启动之后的主菜单显示如下，可以按照以下步骤进行程序值的设定。

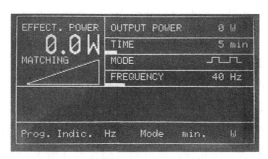

（1）连续选择参数 Hz 、 Mode 、 min.设定相应的程序值。

（2）由 display 选择 Prog.功能。

（3）选择 P01 和 P02 功能之一。

（4）选择 store 功能可以保存独立的程序。需要的设置已经保存在独立的程序之中，可供使用。

## （二）调用程序

可以参考以下步骤调用所保存的程序。

（1）首先准备好仪器设备并摆好患者治疗的位置。

（2）由 display 选择 Prog. 功能，此选项可以显示独立的程序菜单。

（3）选择 P01 和 P02 功能之一。

（4）选择 select 功能，激活选定的程序。程序相关参数显示在 display 中。

（5）选择需要的输出功率及治疗需要的时间。

（6）按 stop button 按钮中止治疗或等待程序治疗结束。

（7）结束后摘除电极，关闭仪器，及时询问患者的感受，为下次治疗提供指导依据。

## （三）删除程序

参考以下步骤删除程序。

（1）由 display 选择 Prog. 功能，此选项可以显示独立的程序菜单。

（2）选择 P01 和 P02 功能之一。

（3）选择 delete 功能，选择的程序将会被删除，可以重新分配参数。

# 八、基本设定及其改变

在基本设定中，可以对不常改变的参数进行设定。显示的参数设定为以下的缺省值（表 3 - 36）。

表 3 - 36　基本设定值

| 参数 | 缺省值 | 范围 |
| --- | --- | --- |
| 脉冲持续时间 | 400ms | 200 ~ 600ms（缺省值：400ms） |
| 音量 | 50% | 0 ~ 100% |
| LCD 语言 | 任意 | G、E、F、S、I |
| LCD 亮度 | 70% | 10% ~ 100% |
| LCD 对比度 | 70% | 0 ~ 100% |

可以参考以下步骤改变基本设定。

（1）首先关闭仪器。

（2）按住 data selector。

（3）用 power switch 打开仪器，等待（data selector 键保持压下）直到显示基本设定菜单。

（4）转动 data selector 直到选定需要的参数。

（5）按下 data selector 选定此行需要改变的值。

（6）转动 data selector 选定需要的参数。

（7）按下 data selector 确定设定值。

# 第四节　微波疗法

## 一、微波概述

波长范围为 1mm ~ 1m，频率范围为 300 ~ 300000MHz 的电磁波为微波，微波分为分米波（波长 10cm ~ 1m，频率 300 ~ 3000MHz）；厘米波（波长 1 ~ 10cm，频率 3000 ~ 30000MHz）；毫米波（波长 1 ~ 10mm，频率 30000 ~ 300000MHz，即 30 ~ 300GHz）三个波段。应用微波电流作用于人体治疗相关疾病的方法，称为微波疗法。微波疗法出现于 20 世纪 50 年代，最早使用的是厘米波，而后是分米波。

### （一）微波疗法分类

#### 1. 分米波疗法概述

分米波疗法是指应用分米波段电磁波治疗疾病，属于微波疗法的一种。分米波作用于人体时，会产生温热效应，所以，分米波又被称为分米波透热疗法或微波透热疗法。由于分米波属于特高频波段的电磁波，因此又被称为特高频电疗法。

分米波的波长范围为 10 ~ 100dm，频率范围为 300 ~ 3000MHz，通常会将分米波与厘米波的界限定为波长 30cm、频率 1000MHz。临床上常用的分米波为波长 69dm、频率 433.92MHz 与波长 33dm、频率 915MHz 两个波段。在临床治疗中脉冲分米波应用较少，一般多采用连续波治疗。

由于微波波段接近于光波，因此，微波同时具有无线电电磁波及光波的物理特性，在传播过程中呈现束状单向传播，遇到媒质时会发生反射、散射、折射、吸收等现象。分米波辐射作用于人体时，一部分辐射会在体表皮肤上被反射回空间，而另一部分则会进入人体。进入人体的辐射，一部分会被人体组织吸收，而另一部分在各层组织的界面上又会发生折射与反射。其中介电常数较低、含水量少的脂肪组织吸收分米波较少，在脂肪与肌肉的分界面上也不会产生过多反射，因此不会产生"脂肪过热"的现象。而介电常数较高、含水量多的肌肉组织吸收分米波较多，所以产热就会较多。分米波治疗时，多数情况下只在人体的一侧产生辐射，因此不能穿透到人体更深的部位。分米波同时产生温热效应和非热效应，长期接触脉冲分米波或小剂量连续分米波的人群，可能会出现嗜睡、乏力、记忆力减退等症状。

### 2. 厘米波概述

在临床医疗领域，厘米波是应用比较广泛的一个波段。厘米波疗法出现于20 世纪 30 年代，由于出现较早，应用也较为广泛，因此人们把厘米波疗法直接称为微波疗法。厘米波疗法是应用厘米波段电磁波治疗疾病的一种方法。

在应用中，厘米波作用于人体时会产生温热效应，所以厘米波疗法又被称为厘米波透热疗法或微波透热疗法。由于厘米波属于特高频电磁波，所以又称为特高频电疗法。厘米波的波长为 1～10cm、频率范围为 3000～30000MHz。在临床治疗中常用的波长范围是 12.25cm、频率为 2450MHz 的电磁波，虽然这个波段属于分米波范围，但人们习惯上会将其列为厘米波。脉冲厘米波的应用较少，一般采用连续波进行治疗。厘米波和分米波具有相似的生物学效应，厘米波也具有无线电磁波的特性和似光特性，但相对于分米波，厘米波的作用较浅、较弱。

### 3. 毫米波概述

毫米波属于微波波段，在临床研究和应用中，毫米波要远迟于厘米波和分米波。在 20 世纪六七十年代，毫米波的生物学效应才开始得到研究，而我国对于毫米波生物学效应的研究开始于 20 世纪 80 年代初期，在医疗中的应用则开始于20 世纪 80 年代中期，直至 20 世纪 90 年代才开始广泛应用于临床。毫米波疗法是利用毫米波段电磁波治疗疾病的一种方法。由于毫米波属于极高频电磁波，所以毫米波疗法又被称为极高频电疗法。毫米波通过与人体内粒子发生谐振从而产生治疗作用，所以毫米波疗法又被称为微波谐振疗法或毫米波谐振疗法。

毫米波的波长范围为 1 ~ 10mm，频率范围为 30000 ~ 300000MHz（30 ~ 300GHz）。在临床治疗中目前常用的波长分别为 8mm、7.11mm、5.6mm、4.96mm，常用的频率分别为 37.5GHz、42.19GHz、53.53GHz、60.48GHz，其中前两者的波长和频率使用较多，在应用中多采用连续波，有的也会采用脉冲调制波、方波调幅波、脉冲调幅波或调频波，调幅频率为 2Hz、4Hz、8Hz、16Hz、32Hz、64Hz，调频宽度大于或等于 200MHz，输出功率为 40 ~ 100mW。

毫米波同时具有更为明显的无线电波与光波的物理特性，可以发生反射、折射及吸收。毫米波由于波长短，振荡的量子能量较大，因此在空气中传播时，波长越短的毫米波在传播过程中能量衰减的速度越快。毫米波极易被水吸收。它对人体组织的穿透能力很弱，只能到达表皮层。临床使用中多采用低能量辐射，不会产生温热效应，但可以产生远位效应。

## （二）微波疗法的主要应用

分米波的温热作用可以促进血管扩张、改善组织代谢及营养、改善血液循环、促进组织再生与修复等。适用于软组织、内脏、骨关节的亚急性、慢性炎症与疾病，如肌痛、扭挫伤、血肿、伤口迟缓愈合；用于消化系统、呼吸系统及泌尿系统的炎症，如胆囊炎、结肠炎、肺炎、支气管炎、膀胱炎；也可以用于关节炎、肩周炎、术后粘连、腰腿痛；用于妇科疾病，如附件炎、盆腔炎及神经痛、周围神经损伤、脊髓炎等。

厘米波的作用与分米波类似，辐射于人体时也会发生折射、反射、吸收、产热等情况。但由于厘米波的波长比分米波短，因此，在脂肪和肌肉的分界面上，能量的反射较多，脂肪的产热稍多。厘米波穿透组织的有效作用深度是 3 ~ 5cm，穿透肌肉组织的深度是 1 ~ 1.2cm，比分米波作用深度稍浅。由于厘米波振荡频率更高，因此有温热效应的同时还具有较明显的非热效应，而脉冲厘米波主要产生非热效应。厘米波的适应证与分米波类似，具有镇痛、治疗炎症反应、改善血液循环、增强组织代谢和营养等功能，但相对于分米波，厘米波用于更为表浅部位的病症。

毫米波多采用低能量辐射，不产生温热作用，其高频振荡产生非热效应，振荡的谐振效应通过机体组织向深部传送产生远隔效应，可以使毛细血管扩张延伸，增加血流量，增加吞噬细胞数量，有利于水肿和炎症的吸收和消散，减轻疼痛。可以增强机体的免疫功能。毫米波很容易被皮肤吸收，小剂量照射可以促进上皮生长，加速伤口愈合。另外还有促进神经再生的作用，可以镇痛。对造血系统有一定的帮助，保护骨髓造血功能，增强骨髓增殖活动，因此适用于扭挫伤、骨折、关节炎、烧伤术后伤口溃疡、颈椎病等。可以治疗胃炎、高血压、冠心病、支气管哮喘、支气管炎、关节炎、神经根炎、脑瘫、盆腔炎、输卵管积液、五官炎症感染、颞颌关节功能紊乱等。

## 二、微波疗法的适应证和禁忌证

### （一）适应证

微波疗法的适应证与超短波疗法的适应证基本相同。主要用于各种内科、外科、内脏软组织的急性、慢性炎症与疾病。

（1）各类损伤与炎症，关节肌肉疼痛，如滑膜炎、肌肉疼痛、纤维组织炎、关节炎、腰腿痛、血肿、肩周炎。

（2）妇科疾病，如常见的盆腔炎、附件炎、子宫发育不全等。

（3）消化系统疾病，结肠炎、胃炎、胆囊炎、胃肠痉挛、胃溃疡等。

（4）呼吸系统疾病，胸膜炎、肺炎、支气管哮喘、支气管炎等。

（5）泌尿系统疾病，膀胱炎、肾盂肾炎、急性肾衰竭、前列腺炎等。

（6）其他急性软组织的化脓性炎症，如疖、痈等。另外可以用于神经痛、神经炎、神经根炎、外周神经损伤、脊髓炎等神经系统的疾病。

### （二）禁忌证

微波疗法的禁忌证与超短波相同。恶性肿瘤（一般剂量时）、出血倾向、活动性结核、妊娠、严重心肺功能不全、局部金属异物、植入心脏起搏器、颅内压增高、青光眼等禁用。

## 三、微波疗法治疗剂量、时间和疗程

### （一）治疗剂量

根据患者的病情制定，一般规律是急性期剂量宜小，慢性期剂量可稍大些，微波治疗剂量以患者的主观温热感和辐射面积计算功率密度。

根据患者主观温热感将大小剂量分为四级，Ⅰ、Ⅱ级属于小剂量，Ⅲ、Ⅳ级属于大剂量。

无热量（Ⅰ级剂量）：在温热感觉阈下，患者无温热感，适用于急性炎症、水肿及血循环障碍。

微热量（Ⅱ级剂量）：患者有刚能感觉的温热感，适用于亚急性及慢性炎症。

温热量（Ⅲ级剂量）：患者有明显而舒适的温热感，适用于慢性炎症及疾病。

热量（Ⅳ级剂量）：患者有明显强烈的热感，但刚好能耐受，适用于恶性肿瘤。

在操作过程中，治疗师要根据不同患者的实际感受进行剂量的调整。

## （二）时间和疗程

根据患者实际情况及病情而定，每次治疗 5～20min，每日或隔日治疗 1 次。急性病 3～6 次，慢性病 10～20 次为一个疗程。

## 四、微波治疗仪操作方法

### （一）概述

#### 1. 仪器性能

微波治疗仪是一种利用高频热进行治疗的微波治疗装置。微波治疗仪器内置一个高性能的磁控电子管，可以产生频率为 2.45GHz、对应波长为 12cm 的高频能量，输出的最大功率是 1200W。设备的所有功能由微电脑控制。该电脑也持续监控仪器的所有重要部件，并且防止错误的起始操作步骤。开机之后，仪器会常规地进行自我检测，检查所有功能。

#### 2. 适用范围

微波治疗仪可以进行温热治疗和非热治疗。其功率输出的形式为持续输出和脉冲输出。峰值输出可以确保更好的渗透效应。尽管由于血流的关系产生了较多的热逸散，但仍能穿透到较深层的肌肉组织从而产生作用。脉冲方式产生无热剂量作用。由于皮肤的热感受器只对中等程度输出值有感应，虽然单个脉冲具有高峰值输出、低能级别（5~10W）的特点，但是此种脉冲形式（低能级）不产生热感觉。设备 12 级能量输出为 5~200W。另外，设备配有预先设置的 6 个固定程序，操作者可以根据需要进行选择，根据患者的不同情况选择不同的治疗剂量。

### 3. 安全注意事项

（1）使用前请详细阅读说明书。使用仪器给患者治疗之前，操作者应熟练掌握微波治疗仪的使用方法。

（2）设备应在干燥的房间内使用，防止液体渗漏进入仪器。避免设备暴露于有害的地带，更不能在有害环境下使用该仪器设备。

（3）若微波治疗仪出现某些功能不良的情况，不要继续使用该仪器设备。此时，应该对仪器设备进行检查和维修。

（4）在使用仪器治疗之前，应对患者进行严格的金属筛查，如心脏起搏器、其他电子植入物、金属植入（如固定骨折用的金属螺钉）等。这些情况下使用设备有可能出现危险。

（5）首先应该将患者摆放于正确的位置上，再操作设备，激活设备能量输出。辐射器的摆放不能指向操作人员（全体），也不能指向敏感的电器（如电话、电脑等），条件允许可以将设备单独放置。

（6）在进行高频治疗时，由于金属物品常存在一种过热的危险性（因为场压缩的原因如点效应等），因此在治疗前必须除去金属物件（手表、项链、手镯、眼镜等）。在治疗过程中，所有不接受治疗的人员与仪器应保持至少 1.5 米距离。

（7）使用设备时，不要使用金属的椅子或者金属的治疗床。请将患者摆放于舒适的体位，同时防止过热现象的发生。

（8）进行面部治疗（耳、鼻、喉）时，一定要使用专业的护眼罩。对眼科疾病治疗时需要专人使用设备。由于微波治疗存在毁坏晶状体的危险，眼科治疗允许使用的功率剂量不能超过 5~10W。在治疗身体的窄小部位（如手腕）时，应确定手腕后面没有敏感区域（如眼、睾丸）等，以免受到辐射。

## （二）常规微波治疗仪主要操作方法

### 1. 仪器设备

准备台式或落地式微波治疗仪、多种辐射器（矩形、圆柱形、凹槽形等）。

### 2. 操作程序

（1）患者取治疗舒适的坐位或卧位，裸露或不裸露治疗部位，但应穿单薄的棉织或丝织衣服，不可以穿不吸汗的尼龙织物或含金属丝的织物。

（2）根据治疗部位的需要选择合适的辐射器，将其安装在治疗仪支架上并连接设备电缆。

（3）接通设备电源，治疗仪预热3min。

（4）根据需要调节好辐射器与治疗部位皮肤之间的距离，保证辐射器中心对准患病部位。一般辐射距离不应超过5~10cm，减少对四周空间的辐射。

（5）一切准备就绪时，将辐射器方向和位置调节完毕后接通高压，调节输出。

（6）设备结束治疗时，逆上述顺序关闭输出、高压与电源，取下或移开辐射器。

## （三）微波治疗仪具体使用操作方法

### 1. 一般性信息

微波治疗仪包括操控台、一个带有辐射器的支撑臂、一个连接导联、一个辐射器，还配有全方位辐射器（160mm 直径）和小辐射器（65mm 直径）。仪器设备设计为层式，带有前仪表盘。操控盘上分别有不同的功能区。所有的显示器和控制键均覆盖有塑料薄膜，便于清洁设备表面。

### 2. 控制键和显示器的功能

（1）电源开关：电源开关打开后为仪器供电，仪器会自动执行常规的自我检测。

（2）治疗定时器：治疗时间可以通过位于时间显示下面的按键来设定。

使用"P"程序时，可以选择治疗剂量，将治疗时间调至大于0，仪器将会有功率输出。显示屏程序区域内亮起表示治疗开始。在治疗过程中可以进行治疗时间的延长或缩短设定。使用程序 1~6（固有程序）时，同时按下双时间键，治疗即开始，治疗时间不能再做更改。

在治疗结束时会出现一个结束音的提示讯号，仪器自动关机，显示屏停止闪烁。

（3）程序选择：程序选择键可以选择固有程序（1～6）或者自由选择参数"P"和"C"。需要中断治疗时，可以重按选择键中断治疗，按压程序选择键并持续2s可以完成从"P"到"C"的转换。

**备注**：请注意，屏幕程序选择按键处有闪烁的情况，表明装置正在进行功率的释放。

（4）剂量键：通过剂量键使用"P"12程序可以实现功率从5～200W的分12级可调过程。当调节治疗时间大于0时，仪器开始释放剂量。使用程序1～6（固有程序）治疗，可以通过同时按下双时间键启动治疗。

（5）剂量范围：屏幕显示的是所连接的辐射器可供选择的最大剂量。通用互倾式辐射器和全方位辐射器的最大剂量是200W，连接小型辐射器的最大功率控制在25W以内。

## （四）操作注意事项

### 1. 治疗前的准备工作

（1）通过锁住投射器前方的车轮安放固定好微波治疗设备。

（2）将要使用的辐射器固定在支撑臂上。由于设备使用弹响闭合开关，连接导联很容易被拖离联接。因此在操作中，需要确保辐射器摆放的方式正确，辐射器不要辐射向操作人员或相关的敏感电器设备，例如电话、电脑或者其他治疗和诊断用仪器如低频设备等。调节支撑臂时要注意握紧辐射器。

（3）首先需要确定好患者和辐射器之间的位置关系，当摆放妥当之后，才能由微波治疗仪释放出能量，防止提前释放能量。

（4）在治疗过程中保证患者感觉舒适，避免出现局部过热现象。在治疗过程中，要时刻注意保持衣服干燥。但在接受治疗时应脱衣暴露治疗区域，在治疗区域内须除掉手表、眼镜、珠宝和其他金属物品。不能将患者放置在金属椅子或金属物之上。检查患者体表有无湿敷料，如绷带等。

（5）患者体内含有金属部件（如金属植入物），不适用于微波治疗。

### 2. 仪器的连接及启动

（1）在使用过程中，仪器的工作电压和电源线电压要保持一致。

（2）在仪器后部连接电源导联时，请将其他终端插入电源线插座。

（3）首先打开电源开关，设备启动时，仪器自动进行检测。所有的面板显示均为"8"，剂量范围随之出现闪亮。

（4）仪器转换进入准备状态后，仪表盘上会出现"0－P－0"。此时说明仪器已经准备好，随时可以使用。

### 3. 错误显示

仪器出现的主要错误及原因见表3-37，如果在常规自检或者操作当中检测到错误，仪表盘（操控盘）上会出现特定的错误码，操作者可以根据错误代码查找错误原因。

表3-37　错误信息

| 出现的错误 | 错误出现的原因 |
|---|---|
| Mofr"－P－" | 首先选择好治疗时间，然后选择治疗剂量 |
| ERRO3 | 电源电压太低 <170V |
| ERRO2 | 电源电压太高 >250V |
| ERRO7 | 没有连接辐射器，连接导联被断开了 |
| 其他错码 | 关机再开机，如果通过数次自检后仍出现错码，请联系维修人员 |

## （五）治疗注意事项

### 1. 操作程序

△选择所需的程序。

| | |
|---|---|
| △"－P－"（剂量可选择）<br>△"－C－"（剂量可选择）<br>剂量分级：<br>5W、10W、15W、25W、35W、50W、100W、120W、150W、170W、200W | △固有程序如"－3－"<br>固有程序：<br><br>P/C-1　　10W　　5min<br>P/C-2　　25W　　5min<br>P/C-3　　50W　　5min<br>P/C-4　　70W　　10min<br>P/C-5　　100W　　10min<br>P/C-6　　150W　　15min |
| △设定治疗时间 | △选择一个程序如"－3－"<br>（剂量50W，治疗时间：70min） |

| | |
|---|---|
| △调整剂量<br>△程序显示面板闪烁时，表示治疗（功率输出）已经开始。在治疗过程中，仍然可以改动功率输出和治疗时间 | △同时按下双治疗时间键从而启动治疗<br>△治疗中剂量可能会减少，但不要因此而调高剂量<br>△治疗开始以后，治疗时间不能再作变动 |

△治疗中随时可以通过再次按程序选择键或者直接关机，从而中断治疗。

△治疗结束时，会出现一个声音讯号，功率输出自动停止（关机）。

### 2. 剂量

根据治疗病症的实际需要，谨慎选择治疗剂量（表3–38），一般的要求如下：

△急性期治疗需要使用低剂量、短时间（3~7min）及高频率的次数（每天进行）。

△慢性期治疗则需要使用较大剂量、更长时间（10~15min）及低频率的次数（每周2~3次）。

表3–38 剂量

| 剂量Ⅰ级 | 以感觉阈值之下（可选择剂量Ⅱ级，然后下调一级） |
|---|---|
| 剂量Ⅱ级 | 稍有微弱热感 |
| 剂量Ⅲ级 | 有令人舒服的热感 |
| 剂量Ⅳ级 | 强烈热感，能耐受 |

**备注**：此处的最大剂量是指引起烧灼感疼痛的剂量。

### 3. 辐射器

通用互倾式辐射器（M），适用于对较大躯体区域如骨盆、胸椎、肩胛带、双膝等部位的治疗。辐射器弯曲的造型适用于治疗肢体或脊柱等部位。

全方位辐射器（R），直径160mm，适用于需要能量密集传输的微波治疗，如治疗单肩、单肘关节。

小辐射器（K），直径65mm，适用于25W以下的低能量传输治疗。

### 4. 治疗有效性的原理

高频能量几乎无逸散地穿透至体内的皮下脂肪组织及更深部组织层。皮肤经过高频作用，温度显著升高，间接增加血液循环（反射性充血反应）。操作者可以根据患者的热感觉进行剂量分级。

当使用适宜剂量时，高频能量增加了血管舒张，伴随着血流的改善，产生充血反应，因此产生代谢增强的情况。微波治疗也会增强血液的再吸收效应和杀菌效应，并增加抗体载体。微波治疗加强了机体与环境的自然交换，提高了机体的防御反应，可激活内分泌腺体，达到解痉和镇痛的效果。生理功能的提高直接影响细胞结构，增强细胞内的物质交换，导致白细胞形态改变，增强白细胞吞噬功能等。

由于各种组织和细胞结构电学常数不同，当处于某个温度时，不同的组织和细胞结构对热效应反应在局部上存在差异。非热剂量由微波脉冲的高峰功率产生，此处能量剂量有限，可用于提高机体内源性防御而作的治疗。

## 五、微波治疗仪的具体应用

### （一）适用症

以下为微波治疗的适用症（表 3 – 39 ~ 表 3 – 44）。

表 3 – 39　类风湿性疾病、骨科疾病、外科疾病、神经科疾病

| 疾病类型 | | 程序 | 功率单位（W） | 治疗时间（min） | 治疗次数 | 治疗间隔 | 辐射器 |
|---|---|---|---|---|---|---|---|
| 慢性关节炎 | | P4 | 70 | 10 | 10 次或更多 | 2 ~ 3 次/周 | R5/M5 |
| 关节病 | 小关节 | — | 50 | 15 | 10 ~ 20 次 | 2 ~ 3 次/周 | R5 |
| | 中关节 | — | 100 | 15 | 10 ~ 20 次 | 2 ~ 3 次/周 | R5/M5 |
| | 大关节 | P6 | 150 | 15 | 10 ~ 20 次 | 2 ~ 3 次/周 | R5/M5 |
| 间盘病变 | | P5 | 100 | 10 | 5 ~ 10 次 | 1 ~ 2 次/周 | M5 |
| 血肿 | | P4 | 70 | 10 | 5 ~ 10 次 | 每日一次 | R5 |

| 疾病类型 | | 程序 | 功率单位（W） | 治疗时间（min） | 治疗次数 | 治疗间隔 | 辐射器 |
|---|---|---|---|---|---|---|---|
| 坐骨神经痛 | 急性 | — | 35 | 5 | 3～5次 | 每日一次 | M5 |
| | 慢性 | P5 | 100 | 10 | 10～20次 | 3次/周 | M5 |
| 腰痛 | 急性 | P3 | 50 | 7 | 2～10次 | 1～2次/周 | M5 |
| | 慢性 | P6 | 150 | 15 | 10～20次 | 3次/周 | M5 |
| 肌肉痉挛 | | P5 | 100 | 10 | 需要时 | 需要时 | M5 |

表3-40 妇科疾病

| 疾病类型 | | 程序 | 功率单位（W） | 治疗时间（min） | 治疗次数 | 治疗间隔 | 辐射器 |
|---|---|---|---|---|---|---|---|
| 子宫附件炎 | 急性 | P3 | 50 | 7 | 5～10次 | 如果单侧，每日1次 | M5 |
| | 慢性 | P5 | 100 | 10 | 10～20次 | 如果单侧，2～3次/周 | M5 |
| 月经失调 | | P4 | 70 | 10 | 4～6次 | 每日1次 | M5 |

表3-41 内科疾病

| 疾病类型 | 程序 | 功率单位（W） | 治疗时间（min） | 治疗次数 | 治疗间隔 | 辐射器 |
|---|---|---|---|---|---|---|
| 胆囊炎 | P4 | 70 | 10 | 10～15次 | 2次/周 | R5 |
| 肢体血液循环障碍 | P4 | 70 | 10 | 10～20次 | 2～3次/周 | M5/R5 |

表3-42 皮肤科疾病

| 疾病类型 | 程序 | 功率单位（W） | 治疗时间（min） | 治疗次数 | 治疗间隔 | 辐射器 |
|---|---|---|---|---|---|---|
| 冻疮 | P3 | 50 | 7 | 5～10次 | 每日1次 | R5 |
| 乳腺炎 | P3 | 50 | 7 | 3～6次 | 1～2次/周 | R5 |

表3-43　泌尿科疾病、肾脏疾病

| 疾病类型 | 程序 | 功率单位（W） | 治疗时间（min） | 治疗次数 | 治疗间隔 | 辐射器 |
|---|---|---|---|---|---|---|
| 膀胱炎（急性） | — | 50 | 5 | 4~6次 | 每日1次 | M5/R5 |
| | P5 | 100 | 10 | 10~15次 | 2~3次/周 | M5/R5 |
| 肾绞痛 | P3 | 50 | 7 | 2~5次 | 每日1次 | M5/R5 |

表3-44　耳鼻喉科疾病

| 疾病类型 | | 程序 | 功率单位（W） | 治疗时间（min） | 治疗次数 | 治疗间隔 | 辐射器 |
|---|---|---|---|---|---|---|---|
| 中耳炎 | 急性 | — | 5 | 5 | 5次 | 每日1次 | K2-3 戴护眼罩 |
| | 慢性 | P1 | 10 | 5 | 5~10次 | 每日1次 | K2-3 戴护眼罩 |
| 鼻窦炎 | 急性 | — | 5 | 5 | 5次 | 每日1次 | K2-3 戴护眼罩 |
| | 慢性 | P1 | 10 | 5 | 5~10次 | 每日1次 | K2-3 戴护眼罩 |

**备注：**用微波治疗眼科疾病时需要操作者特别谨慎小心。只能由眼科专家来操作。由于微波治疗有引起白内障的危险，因此功率剂量不要超过5~10W。

用微波治疗面部区域（耳鼻喉）时一定要戴护眼罩！

K=小型辐射器，R=全方位辐射器，M=通用互倾式辐射器。

以上辐射器型号之后的数字表示的是辐射器和患者治疗区域之间应该保持的距离（cm）。如：R5=全方位辐射器，保持距离为5cm。

对于以上的适用证，推荐使用－P－的操作模式。

对于头面部、耳鼻喉区域的治疗常使用微波持续、连续功率输出的方式。由医师决定选择连续功率输出方式还是脉冲功率输出方式。

上述表格并未涵盖小强度脉冲功率输出的使用方法和适应证。

## （二）禁忌

（1）携带以下物品的患者要远离正在操作的微波治疗室：金属物件如手表、手链、眼镜、衣服上的金属饰物（如金属钮扣）等；潮湿的衣物和湿绷带等；助听器；体内有金属植入物如金属板、骨折固定钉等；心脏起搏器和其他植入性刺激器等。

（2）不适宜恶性肿瘤、活动性结核、严重的动脉性循环障碍、血栓性静脉炎及血栓性脉管炎（进展性的）、急性关节炎皮疹、痛风的急性发作、椎间盘的急性膨出、新鲜血肿。

（3）由于睾丸对热能具有较高的敏感性，因此在对睾丸区域进行治疗时，需要谨慎操作。特别需要注意的是，当对身体某些小部位（如腕部）进行治疗时，要确保辐射器只辐射到接受治疗的区域，而不使敏感区域（如没有被腕部遮挡的睾丸等部位）受到不必要的辐射。

（4）对面部区域进行治疗时，患者要使用护眼罩。

（5）仪器在工作中不要改变辐射器的位置（若需要，要等停机后才能改变辐射器位置、方向等）。操作人员至少应该距离正在释放功率的辐射器1.3m以上。不要无目的地释放高频能量。

## （三）注意

（1）设备严禁在水疗室和有害气体中暴露使用。

（2）在使用过程中应避免环境温度发生剧烈变化，温度的这种变化可能会引起仪器内部产生水凝结。应当在仪器与周围环境温度取得平衡以后，再启动仪器。

（3）操作者要正确操作仪器，使用之前请详细阅读操作指南。

（4）绝对不可以将患者连接在该仪器和电刺激仪器之上（二者操作距离至少为3m），否则，有可能对患者造成伤害及毁坏仪器，需要操作者谨慎操作。

# 第四章 中频电疗法

## 第一节 概述

### 一、定义

在临床治疗中，应用频率 1000 ~ 100000Hz 的脉冲电流治疗疾病的方法，称为中频电疗法（medium frequency electrotherapy，MFE）。

周期同步原则是指脉冲频率在 1000Hz 以下的低频范围内，每一个脉冲均能使运动神经和肌肉发生一次兴奋。但是，当脉冲频率超过 1000Hz 时，脉冲周期短于运动神经和肌肉组织的绝对反应期，不能引起足够的兴奋，运动神经和肌肉的兴奋也不符合周期同步原则，而是通过中频电流所特有的规律发挥作用。因此，医学上将中频电流频率规定为 1 ~ 100kHz。

### 二、中频电疗法的分类

中频电疗法所采用的电流频率范围在 2000 ~ 8000Hz。根据使用的中频电流产生方式、频率与波形的不同，可以将中频电疗法分为以下四种：

（1）干扰电疗法　包括传统干扰电疗法、动态干扰电疗法和立体动态干扰电疗法。

（2）等幅中频电疗法　包括音频电疗法、音频电磁场疗法和超音频电疗法。

（3）调制中频电疗法　包括正弦调制中频电疗法、脉冲调制中频电疗法。

（4）低中频电混合疗法　包括音乐电疗法和波动电疗法。

### 三、中频电流的作用特点

中频电流是交流电，它作用于人体时所表现出的电学特性有以下几种。

（1）人体组织对中频电流阻抗低，可以作用到更深部的组织。人体组织对不同频率电流的电阻不同，随着电流频率的增高，人体的电阻逐渐下降，因此中频电流具有更低的阻抗。人体组织还具有电容的特性，频率较高的电流较容易通过电容，因此中频电流更容易通过电容。由于人体对频率较高交流电的电阻和容抗都较低，因此总的阻抗也很小，所以通过的电流较多。中频电疗法所应用的电流强度较大，可达 $0.1 \sim 0.5 \mathrm{mA/cm^2}$。

（2）对自主神经、内脏功能的调节作用比较明显，可以作用到组织深处，在引起肌肉强烈收缩的同时不会出现皮肤明显刺痛。中频电流作用于皮肤时，不会对皮神经和感受器产生强烈的刺激。以阈强度的中频电流刺激时，只有轻微的震颤感，随着电流强度的增大，产生针刺的感觉。中频电流刺激肌肉时，尤其是使用 $6000 \sim 8000 \mathrm{Hz}$ 电流刺激时，肌肉收缩的阈值与痛觉的阈值有明显分离，肌肉收缩的阈值低于痛觉阈值，患者肌肉收缩时不会产生疼痛的感觉，因此，在使用中频电进行治疗时患者能耐受较大的电流强度。

（3）双向无电解作用。中频电流是频率较高的交流电，无正负极之分，电流正向与负向交替变化较快。中频电流作用于人体时，人体组织内的离子在电流的每一个周期的正半周与负半周内都向不同的方向往返移动，不会引起电极下电解反应，也不会在电极下产生酸碱产物，电极下的皮肤也不会由于受到酸碱产物的化学刺激而破损。所以在中频电使用中，即使使用的衬垫比较薄也不会损伤皮肤。

（4）促进血液循环，提高生物膜的通透性。中频电流在作用 $10 \sim 15 \mathrm{min}$ 后，局部毛细血管开放数量增多，使血流速度和血流量增加，从而改善局部的血液循环，起到明显的镇痛作用。有研究表明在正弦中频电流的作用下，药物离子、分子透过活性生物膜的数量明显多于失去活性的生物膜，表明中频电流增加了细胞间隙从而提高了活性生物膜的通透性。

# 第二节　不同种类中频电疗法

## 一、等幅中频电疗法

### （一）概述

使用频率为 1000～5000Hz（常用的为 5000Hz）的等幅正弦中频电流治疗疾病的方法称为等幅正弦中频电疗法。其中应用 1000～20000Hz 音频段的等幅正弦中频电流治疗疾病的方法称为音频电疗法。我国皮肤科专家杨国亮在 1969 年首次将 1000Hz 等幅正弦中频电应用于皮肤科疾病的治疗中，并取得了较好的疗效。后来经过不断发展，等幅中频电疗法应用于多种疾病的治疗，所应用的电流频率扩大到 4000～8000Hz，甚至 10000Hz，但在临床使用大多仍采用 2000～5000Hz 的电流。

### （二）治疗作用

等幅正弦中频电是一种幅度、频率恒定不变，呈正弦波形的中频电流。对机体组织可以起到如下几方面的作用。

#### 1. 改善局部组织的血液循环及营养

可以改善局部组织的微循环，增大血管管径，增加血流速度，由于改善了局部的营养和增加了血液循环，可以起到消炎、镇痛、消肿、促进组织再生及恢复神经功能的作用。

#### 2. 消肿镇痛

可以提高皮肤的痛阈，用于治疗腰背痛、神经痛、带状疱疹、神经损伤所引起的疼痛，因此可以起到一定的镇痛作用。其机制可能还与治疗后缓解肌肉痉挛，改善局部血液循环的作用有关。

#### 3. 软化瘢痕、松解粘连、消炎散结

可以较好地软化瘢痕、松解粘连。治疗后可以使瘢痕颜色变浅、质地变软、

逐渐缩小创口面积甚至使其消失。更重要的是，可以明显减轻瘢痕所引起的疼痛、瘙痒等症状。对粘连组织既有治疗作用又有预防作用。可以促进慢性炎症、炎症残留的浸润、外伤后瘀血、血肿、机化硬结的吸收、消散和软化。

### 4. 音频电叠加直流电药物离子导入的治疗作用

生物膜的通透性在音频电流的作用下会有所提高，临床上采用经过整流的音频电与直流电药物离子导入叠加联合应用时，增大人体对直流电的耐受量，加大直流电强度，有利于药物离子导入人体，还可以提高药物离子迁移的速度。

### 5. 提高细胞膜通透性

等幅正弦中频电流可提高活性生物膜的通透性，浓度梯度促进药物分子扩散透过生物膜。大量研究表明，中频交流电可以使药物分子透入体内，对于中频电药物透入疗法，尤其适用于不能电离或极性不明的中草药。

### 6. 调节神经系统功能

对于神经节段或反射区具有调节作用，可以促进汗腺、乳腺的分泌，增进食欲，降低血压，增强患者全身状况。

## （三）适应证

### 1. 消炎止痛

适用于肌肉、韧带、关节劳损、颈肩腰腿痛、狭窄性腱鞘炎、风湿性肌炎、关节炎，神经炎、神经痛；非特异性炎症如周围神经炎、神经痛；慢性炎症如盆腔炎、附件炎、前列腺炎、腹部盆腔感染。

### 2. 消除组织增生

适用于瘢痕、纤维结缔组织增生、肥厚、粘连、挛缩，血肿机化、注射后硬结组织浸润、关节纤维性强直，外伤后或术后软组织粘连、浅静脉炎后残留硬索状肿块、声带肥厚、乳腺小叶增生、肠粘连等。

### 3. 其他

可以改善尿潴留、便秘、肠麻痹等平滑肌张力和运动减弱的疾病。

## （四）禁忌证

急性感染性疾病、出血性疾病、活动性肺结核、肿瘤、肝肾功能不全、严重心力衰竭，局部有金属异物者、带有心脏起搏器者，心脏区域、孕妇腰腹部等部位。

## （五）注意事项

中频电疗机特别是微电脑控制的治疗机应与高频电疗机分开，分别置于不同的房间，以免高频电磁波干扰影响中频电疗机的工作。使用前应检查设备电极、导线等是否完好，导线插头、导线夹等是否牢固，设备是否正常工作。

（1）嘱咐患者治疗时不要接触机器，不可随便活动；在进行中频电治疗前，应提醒患者事先去除治疗部位的金属物品（如手表、首饰等）。体内有金属异物（如骨科金属固定物、金属碎片、金属节育环等），应使用小于 $0.3mA/cm^2$ 电流强度方可避免组织损伤。

（2）电极不能在心前区及其附近并置和对置治疗。

（3）根据患者实际需求选择合适的电极、衬垫并摆放至正确体位，操作时治疗部位应置于两电极中间；为防止电击灼伤，电极和夹子不可接触皮肤，电极、衬垫与皮肤均匀接触。

（4）在治疗时，使用的治疗电流强度要因人而异，应根据患者的感觉来制定，一般以患者的感觉阈或运动阈为准，若患者存在瘢痕部位、浅感觉或血液循环不佳时，电流强度的调节要根据实际情况进行选择。

（5）孕妇下腹部、腰骶部及邻近部位禁用。

（6）佩戴心脏起搏器者不得进行中频电治疗。

（7）有心脏病的患者，电流不宜过强，治疗过程中随时观察患者反应，如有不良反应立即停止治疗。

（8）治疗期间治疗师需要时刻观察患者有无出现如头晕、胸闷、头痛、嗜睡等异常症状，若有任何不适应及时调节电流强度或停止治疗。

（9）在治疗过程中，为了使电极下电流均匀分布，电极板要充分和皮肤接触。中频电流虽然没有电解作用，但在治疗时，电极、导线夹等直接接触皮肤或电极不平而使电流密集某处，也会损伤皮肤。若出现电极下疼痛、斑点状潮红等情况，应立即中止治疗并及时进行处理。

## 二、调制中频电疗法

### (一) 概述

调制中频电疗法 (modulated medium frequency current therapy, MMFCT) 又称脉冲中频电疗法,是指一种使用低频调制的中频电流,输出的中频电流幅度随着低频电流的频率和幅度的变化而变化。正弦调制中频电流是指以低频正弦波调制的中频电流。脉冲调制中频电流是指应用多种低频脉冲电流调制的中频电流。

低频调制波频率多为 1~150Hz 的低频电流,其波形有方波、三角波、正弦波、梯形波等。中频载波频率多为 2~8kHz 中频电流,电流的波形、幅度、频率、调制方式不断变化。调制中频电流因调制方式的不同分为四种波型:连调、断调、间调和变调。调制波的波形有两大类:一类是正弦波,正弦波调制中频电流产生正弦调制中频电流;另一类是脉冲波,如方波、指数曲线波 (积分波、三角波)、锯齿波、梯形波、微分波 (尖脉冲波) 等,脉冲波调制中频电产生脉冲调制中频电流。

不同的调制方式所产生的调幅波分别是连续调制波,又称连续调幅波 (连调波);断续调制波,又称断续调幅波 (断调波);间歇调制波,又称间歇调幅波 (间调波);变频调制波,又称变频调幅波 (变调波)。以上调制方式中,在连调波中,调幅波连续出现;在断调波中,调制波与等幅波交替出现,也就是调制波断续出现;在间调波中,等幅波与断电交替出现,断续出现调幅波;在变调波中,两种不同频率的调制波交替出现,是一种频率交变的调幅波。

### (二) 治疗作用

#### 1. 治疗原理

调制中频电流同时含有低频电流成分,具有低频电流的特点,同样具有低频电流的生理和治疗作用。调制中频电流具有中频电流的作用,由于人体对调制中频电流阻抗较低,作用较深,可使用较强电流不会对皮肤产生刺激。调制中频电流有四种波形和不同的调制频率、调制幅度。调制中频电流的波形、幅度和频率不断变换,人体不易对调制中频电流产生适应性,通过调节中频电流幅度、调节低频成分的多少和振幅的大小就可以改变产生的刺激强度，适用于不同临床疾病的治疗。

**2. 治疗作用**

（1）具有镇痛作用。调制中频电具有显著的止痛效果，其止痛持续时间可达数小时，调制中频电流的止痛效果主要源于低频和中频电流的综合作用的结果，其中以间调波、变调波组的止痛效果为佳。由于调制中频电频率多变、机体组织不易适应、作用深等特点，因此比普通的中频或低频电流具有更好的止痛效果，作用于人体会产生更明显的舒适振动感。

（2）促进局部组织的血液循环，促进淋巴回流。由于电流刺激后引起肌肉紧张收缩，反射性地引起血管扩张，血流加快。因此，可以使局部的小血管和毛细血管扩张，促进血液循环。使用频率100Hz，调幅度100%，通断比1s：2s的间调波治疗动脉阻塞性外周血管疾病，作用于局部及相应节段，可以改善局部的血液循环。不同波形、不同调幅、通断电时间、调制频率的中频电流可以增大淋巴管直径，起到促进淋巴回流的作用。临床可用于治疗肢体淋巴淤滞。

（3）兴奋神经肌肉。采用断调波作用于正常及失神经的肌肉组织，可以增强肌力。由于间调波有可调的通断时间，可以采用通断比1s：1s，频率50Hz，调幅100%的间调波治疗部分失神经失用性肌萎缩；适用于失用性肌萎缩、部分失神经肌肉、完全失神经肌肉、肌痉挛、骨质疏松等，可以提高神经、肌肉兴奋性，改善肌肉组织营养，加快血液循环。

（4）治疗中枢及外周神经伤病。采用断调波作用于脊柱相应节段及肢体，治疗肌痉挛。对于小儿脑性瘫痪患儿，可以使用间调波、断调波治疗小儿脑瘫肌无力，使用变调波治疗肌强直，使用连调波治疗肌痉挛。

（5）提高平滑肌张力。连调波、断调波可以提高胃肠、胆囊、膀胱等内脏平滑肌的张力，并可增强其蠕动收缩的能力，使其运动功能正常化。

（6）调节自主神经功能。采用调制中频电流作用于机体相应神经节或神经节段部位可产生区域作用、反射作用及调节自主神经功能。通过影响不同的神经节段，对机体不同部位产生影响。

## （三）适应证

**1. 消炎止痛**

适用于颈肩腰腿痛、肌肉扭伤及腱鞘炎、滑囊炎、纤维组织炎、面神经炎，关节纤维性挛缩、瘢痕、粘连、血肿机化、注射后硬结、肌萎缩。

**2. 泌尿及消化系统疾病**

尿路结石、慢性盆腔炎、胃肠张力低下、术后肠麻痹、慢性胆囊炎，尿路结石、尿潴留、脊髓损伤引起的神经源性膀胱功能障碍、张力性尿失禁、神经性膀胱功能障碍。

**3. 中枢和外周神经损伤**

小儿脑瘫、脊髓损伤、外周神经损伤等。

## （四）禁忌证

局部急性感染性疾病、恶性肿瘤、活动性肺结核、出血性疾病、严重心力衰竭、肝肾功能不全、局部有金属异物者、植入心脏起搏器者，以及心前区、孕妇腰腹等部位。

# 三、干扰电疗法

## （一）概述

干扰电疗法（interferential current therapy，ICT）起源于 20 世纪 50 年代初期。历经多年，其治疗技术做了不少改进和发展，首先在传统的静态干扰电疗法的基础上发展了动态干扰电疗法，后来又将二维效应的动态干扰电疗法发展为立体动态干扰电疗法。我国于 20 世纪 60 年代后期引进了干扰电治疗技术，并逐步进行推广与使用。干扰电流是将两组或三组不同频率的中频电流交叉输入人体，在人体内发生干扰后产生低频调制的中频电流。干扰电疗法又称交叉电疗法，是指使用干扰电流治疗疾病的方法。干扰电疗法主要分为三种，分别是传统干扰电疗法（静态干扰电疗法）、动态干扰电疗法和立体动态干扰电疗法。

**1. 传统干扰电疗法**

传统干扰电疗法即静态干扰电疗法（static interferential current therapy，SICT），是将两路频率分别为 4000Hz 与 4000Hz ± 100Hz 的正弦交流电，通过两

组（4个）电极交叉输入人体，在体内发生干扰后产生低频调制的中频电流，在电场线的交叉部位形成干扰电场，产生差频为0～100Hz的低频调制中频电流，这种电流就是干扰电流。应用这种干扰电流治疗疾病的方法称为干扰电疗法。

静态干扰电疗法的两组电流交叉处形成低频的脉动电流，却有一个旋转的向量改变。两组电流综合形成的电流强度，比两组电流平均值大，又比任何一组电流都大。治疗时使用两种电流而不是一种电流，电极的选择上也是四个电极，通过四个电极将频率不同的中频交流电交叉输入人体。

### 2. 动态干扰电疗法

动态干扰电疗法（dynamics interferential current therapy，DICT）是在静态干扰电流的基础上使中频电流的幅度被波宽为6s的三角波所调制，发生一个周期为6s的缓慢低幅度变化。两组电流的输出强度发生周期为6s的有节律性的交替变化，即当甲组电流增强时乙组电流减弱，6s后反之，乙组电流增强时甲组电流减弱，如此反复循环，从而使两组电流的强度在$X$、$Y$轴不同方向上发生节律性变化，因而称为动态干扰电流。

动态干扰电流对人体的作用与传统干扰电流相似，由于动态干扰电流的强度不断发生节律性动态变化，因此机体组织不易产生适应性，而且能使深部组织获得更加均匀的作用强度，有助于增强治疗效果。

### 3. 立体动态干扰电疗法

立体动态干扰电疗法（stereo dynamic interferential current therapy，SDICT）是在传统干扰电疗法与动态干扰电疗法的基础上进一步发展起来的。治疗时将三路在三维空间流动的5000Hz交流电互相叠加交叉输入人体。立体动态干扰电疗法具有立体的刺激效应，在体内形成三维立体干扰场，形成立体的空间多部位的刺激效应，由于第三个电场使电流幅度发生缓慢的变化，出现动态的刺激效应，减轻机体的疲劳感，可以在多部位、多方向、多角度及形状上形成动态的刺激。

## （二）治疗作用

（1）干扰电作用深、范围广，机体内电流交叉处形成最大的电场强度。不同差频的干扰电流治疗作用有所差异。若要升高皮肤痛阈，抑制感觉神经，起到镇痛作用效果可以选择90～100Hz的差频电流；若要毛细血管与小动脉持续扩张，改善血液循环，促使渗出物吸收，可以选择50～100Hz的差频电流；若要骨骼肌强直收缩，改善肌肉血液循环，锻炼骨骼肌，则可以选择 10～50Hz 的差频电流。干扰电的作用主要有以下几个方面。

①具有消肿止痛，促进血液循环的功能。干扰电流可以增加毛细血管开放数量，动脉扩张，改善局部的血液循环。干扰电作用于自主神经系统及细胞内担负新陈代谢作用的细胞器，可以促进局部的血液循环，有利于炎症的消退、促进渗出液和水肿的吸收。

②镇痛的作用。干扰电流可以抑制感觉神经，升高皮肤的痛阈，从而达到镇痛的作用。

③调节自主神经，调节内脏。干扰电可以有效地调节自主神经的功能。可以作用于高血压患者的星状神经节部分，使收缩压、舒张压下降。由于干扰电作用较深，在人体内所形成的干扰电场可以刺激自主神经，从而改善内脏的血液循环，提高胃肠平滑肌的张力，调整支配内脏的自主神经功能。

④促进骨折的愈合，治疗和预防肌肉萎缩。干扰电可以兴奋运动神经和骨骼肌，能够有效地引起肌肉收缩，可以防止肌肉萎缩。干扰电同时可以促进骨痂形成，加速骨折愈合。

（2）动态干扰电对人体的作用与传统干扰电相同，但因为电流强度不断发生节律性动态变化，机体组织不易产生适应性，并能使深部组织获得更加均匀的作用强度，有助于增强治疗效果。

（3）立体动态干扰电在不同的空间、位置刺激可兴奋的组织、肌肉、神经、细胞等，可以增加细胞膜的通透性，增加电荷载体的移动，激活酶的活性引起肌肉收缩。立体动态干扰电的强度和刺激部位大于传统干扰电，并且具有较大的动态变化，治疗作用强于传统干扰电。

## （三）适应证

适用于颈肩腰腿痛、骨性关节病、肱骨外上髁炎（网球肘）、各种软组织扭挫伤、肌纤维组织炎、腱鞘炎、手术或外伤后软组织粘连、瘢痕、血肿机化、坐骨神经痛、面神经炎、周围神经损伤、神经麻痹、肌肉萎缩、失用性肌萎缩、运动后疲劳、消化系统肠粘连、术后肠麻痹、胃下垂、便秘、胃肠功能紊乱、小儿遗尿、肌力低下等病症。

## （四）禁忌证

急性感染性疾病、恶性肿瘤、结核病、严重心力衰竭、肝肾功能不全、急性化脓性炎症、出血倾向、血栓性静脉炎、局部金属异物、安装心脏起搏器、对电流不能耐受者禁用。心前区、孕妇腰腹部禁用，肌肉没有知觉、感觉下降的部位慎用。

### （五）注意事项

（1）电极放置的原则是两组电流需要在病变部位交叉，同时同组电极不得互相接触。

（2）在进行电流强度的调节时，需要对两组电流同时进行调节，速度一致，强度相同。

（3）治疗时注意星状电极的各个小极应与皮肤接触良好，保证三路电流都能充分进入人体。

（4）使用抽吸电极时间不宜太长，以免发生局部淤血而影响治疗，一般每组频率不超过10min，有出血倾向者禁止使用。

（5）电流不可以穿过患者的心脏、脑、孕妇下腹部及体内有金属物的部位。

（6）其他注意事项与等幅正弦中频电疗法相同。

## 四、中频治疗仪操作

### （一）仪器设备

（1）调制中频电疗仪或电脑中频电疗仪。在所输出的治疗处方中，电脑中频治疗仪预置了由不同类型调制波组合而成的电流处方，不同的处方适用于各种不同疾病的治疗，操作者可以根据实际需要按处方号有选择性地使用。

（2）治疗仪电极为导电橡胶板，在实际使用过程中，操作者根据患者不同的治疗部位选择大小不同的矩形、圆形或特殊形状的电极。导电橡胶电极可以使用由2~3层绒布制成的薄衬垫。

（3）其他物品包括沙袋、绑带等。

### （二）操作程序

（1）根据实际需要摆放患者的体位，保证患者感觉舒适，并充分暴露需要治疗的部位。

（2）首先开启设备电源，用导线将电极与治疗仪连接，并检查电疗仪的输出是否归零。

（3）根据患者的患病部位选用合适的电极，用水蘸湿电极的治疗面，或将薄衬垫用温水浸透，用湿透的衬垫包裹电极，将电极放在患者需要治疗的部位上，并以沙袋或绑带固定电极。

（4）选择为患者治疗适宜的所需电流的各个参数或处方号。

（5）选定处方后，操作者缓慢旋转输出调节钮或按输出键，逐渐增大输出电流并询问患者的感受，患者在电极下的皮肤会有轻刺、麻颤感，输出的电流强度要保证患者感觉舒适，待数分钟患者适应强度后，并感觉减弱时可以再次加大电流强度。

（6）每次治疗 15～20min。治疗完成后，将设备电流输出调至零，同时关闭设备电源，从患者身上取下衬垫和电极。

（7）治疗频率为每天或隔天 1 次，15～20 次为 1 个疗程，根据病情选择疗程。

# 第三节　电脑中频治疗仪使用操作方法

## 一、概述

电脑中频治疗仪包括主机、电极和输出线。仪器设备内存贮 10 个多步程序中频电流疗法处方。每个处方产生多种低频波调制的中频电流输出。输出的电流处方是根据经典波形数据和各种治疗参数用处方的形式整合存储在计算机存储器中，CPU 控制输出多种波形调制后的中频电流，在使用过程中，通过极板作用于人体。患者在治疗的整个过程中会有推、拿、挤压、按、敲、拨、滚动、振颤等多种指压感觉，相对于人工按摩，电刺激更加明显。相对于低频电流，中频电流更能深入人体组织深部，而多步程序处方的每个处方程序有"31"步，每一步均可以改变所有各项治疗参数，由于其存在多变性，使病变部位不容易产生适应性，因此具有更显著的镇痛消炎等作用。

## 二、主要技术性能

（1）工作电压和输入功率：交流 220V、50Hz，输入功率 15VA。

（2）工作条件：环境温度 5～40℃，相对湿度≤80%。

（3）中频频率：2～8kHz。

（4）输出电流：0～100mA，输出通道为单通道。

（5）输出电流稳定度：输出电流变化率应≤5%。

（6）调制频率：0～150Hz。

（7）调幅度：设有 0、100% 两种调幅度，允差 ±5%。

（8）调制波形：方波、正弦波、三角波、尖波、指数波、锯齿波。调制方式为连续调制、交替调制、间歇调制、断续调制。

（9）连续工作时间：≥4h。

## 三、仪器操作使用说明

### 1. 检查旋钮位置

在开机前首先需要操作者进行输出电流幅度调节旋钮的检查，保证仪器设备显示应在"off"位置。在每次治疗使用前需要确认旋钮均置于"off"位置再进行治疗操作。

### 2. 接通电源

将设备电源插头插入 220V 交流电源插座上。接通电源开关到"Ⅰ"上，当电源接通时仪器发出两声提示音，仪器处方号显示窗显示处方"1"号，表明仪器已经正确连接电源。

### 3. 固定电极

根据治疗处方要求选用电极。

用医用酒精擦洗或 0.1% 新洁尔灭液对电极进行浸泡消毒，再用温水湿润电极，将湿润后的电极直接接触需要治疗部位的皮肤。也可以在电极与皮肤之间垫一层用温水浸湿的绒布或 1～4 层无纺布，然后用绑带把电极固定在患者需要治疗的相应部位上。

### 4. 连接输出线

将输出线的粗插头插入仪器设备的输出插孔，输出线另一端的两个细插头分别插入两个电极的插孔内。

### 5. 选择处方号

依据患者的实际需要，参照"处方应用指导"说明，选择适用的治疗处方，可以通过按处方键进行选择，处方号将从"1"开始顺序显示（0～9循环）。

**备注**：当调节旋钮处于"on"位置后，此时处方选择功能将会失效，这时是不能改变处方号的，若需要重新选择处方号，应通过逆时针方向转动调节旋钮到"off"位置，当仪器发出提示音后，再按处方键。

### 6. 启动输出

顺时针转动调节旋钮，当仪器发出"咔"声和两声音响时，表示输出开关接通。

### 7. 调节输出电流幅度

通过继续顺时针缓慢转动旋钮，出现"喀嗒"声后，表示设备输出开关已接通，同时仪器发出"嘟嘟"两声提示音，继续缓慢转动输出调节旋钮，逐渐增大输出电流幅度，询问患者的感受，直到患者感觉强度合适为止（幅度从0～100mA连续可调）。当输出电流约20mA时，指示灯亮且亮度会随输出电流的增大而增大，出现闪烁变化。输出电流幅度10～100档，最高位为100。

治疗过程中，可以根据患者的实际感受，通过转动旋钮调节输出幅度。顺时针转动旋钮，幅度增大，反之则减小。若需要中途停止治疗，可逆时针转动旋钮到"off"位置，仪器发出两声提示音，指示灯灭。

**备注**：在实际应用过程中，剂量的调节因不同个体不同部位而有所差异，所以输出电流的大小（治疗剂量）一般以患者个人感觉能耐受为准。

### 8. 治疗结束

处方治疗时间除处方0自动设定为30min外，其他处方都自动设定为20min，治疗时间结束时，仪器自动切断输出电流，并发出"嘟嘟"两声提示音。此时仪器的指示灯熄灭，处方号显示处显示本次治疗选定的处方号。

治疗结束后，将电极从患者身体部位取下。逆时针转动旋钮到"off"位置，仪器发出"咔"声。若需要治疗另外部位或其他患者，则返回上述第3步操作。

若治疗结束，请关闭设备电源开关。

## 四、产品适用范围

适用于软组织损伤、颈椎病、肩周炎、腰痛、腿痛，具有缓解疼痛、促进血液循环的作用。

## 五、处方应用指导

处方1　镇痛

适用于治疗急慢性扭伤、挫伤、落枕、腰痛、肌纤维组织炎、肌肉劳损，以及各部位的酸痛不适等，具有良好的镇痛作用。

用法：将电极对置或并置于患部。

处方2　骨关节病

适用于治疗关节肿痛、类风湿性关节炎、关节炎、肱骨外上髁炎（网球肘）、肩周炎、腰椎间盘突出症、颈椎病、骨质增生、半月板损伤、髌骨软化等，具有明显消肿、消炎作用。

用法：将电极对置或并置于患部。

处方3　神经炎、神经痛

适用于治疗神经根炎、周围神经炎、末梢神经炎、坐骨神经痛等，具有镇痛消炎的作用。

用法：将电极对置或并置于患部。

处方4　喉炎、声带麻痹

适用于治疗喉炎、声带小结、声带麻痹等。

用法：将电极并置于喉部两侧。

处方5　便秘、胃脘痛

适用于治疗便秘、胃脘痛等病症。

用法：将电极并置于腹部肚脐旁2cm处。

处方6　瘢痕、粘连

适用于治疗瘢痕组织增生、术后粘连等。

用法：将电极对置或并置于患部。

处方7　盆腔炎、附件炎

适用于治疗附件炎、盆腔炎等炎症。

用法：将电极并置于下腹部两侧。

处方8　经络穴位刺激

经络穴位刺激作用是指使用中频电流刺激代替针刺刺激的方法，可以刺激经络穴位，具有疏通经络、镇痛的作用。选穴原则与针刺疗法一样，一般将电极放在需要进行刺激的穴位上治疗。

处方9　功能性电刺激

功能性电刺激是指应用中频电流对神经肌肉系统进行刺激，引起肌肉收缩以获得有效功能性活动的治疗方法，适用于瘫痪的康复治疗，如刺激腓神经或胫骨前肌，增强足背屈肌的肌力，从而达到改善偏瘫患者步态的目的；刺激骶神经、括约肌以改善患者的排便功能等。

处方10　腹部减肥

腹部局部减肥的原理是电刺激按摩的作用。中频治疗仪腹部减肥处方中，应用各种调制的中频电流，在30min内可以引起腹部肌肉做1000余次快慢收缩、阵挛性收缩和强直性收缩。这种由中频电刺激治疗引起的腹肌运动，由于强度大、做功消耗大，可以通过运动消耗掉多余的脂肪。由于这种刺激比主动的腹部肌肉运动量大得多，同时又不增加心肺负担，因此特别适用于各种原因引起的不能进行主动体育运动的人群腹部局部减肥。

使用方法是让患者取仰卧位，双膝微屈，将湿润的电极并置于患者两侧腹直肌部位，用弹力绷带绑紧。为了使电极与皮肤接触得更紧密，可以使用沙袋压在治疗的电极上。治疗剂量以引起最大的腹肌收缩运动而患者刚好可以耐受为限。

## 六、使用注意事项

（1）禁忌证：感染性炎症、急性湿疹、急性化脓性炎症、出血倾向、恶性肿瘤、结核性疾病、心力衰竭、痉挛性麻痹、血栓性静脉炎、孕妇的下腹部、腰部及邻近部位、体温调节障碍和知觉障碍者、体内有金属异物者、植入心脏起搏器者、体质极度虚弱者、对电流不能耐受者禁用。

**备注：** 设备的使用需要在医生指导下进行治疗操作。

（2）仪器的两个电极不可同时置于患者心脏前后。电极必须与皮肤充分均匀接触，防止灼伤危险。

（3）设备在每次治疗使用完毕后，电极与患者接触部分应进行清洗消毒。如治疗局部区域有术后、烧伤后瘢痕，应根据患者实际需要调节电流强度。

（4）在放置电极与开关电源时要注意先后顺序。电极放置人体后，一般不要开、关电源，以避免产生电击感，正确的操作顺序是先开机，然后固定电极。治疗结束先取下电极，然后关机。

（5）输出线两端请勿接触以防发生短路而损坏仪器。使用中如果患者出现任何不适，应立即停止治疗。

（6）当输出电流幅度调节到20mA，患者无感觉时，应逐渐增大输出。调节到50mA，如患者仍无感觉时，应立即停止治疗。将电极从患者身体部位取下，检查仪器是否存在故障。

（7）避免在有强电磁场干扰的场所及设备故障状态下使用仪器设备。非熟练技术人员不得使用该设备。

（8）若未接输出线，开机后调节输出电流到15mA左右时，指示灯亮，表明仪器工作正常。若无输出则需要检查设备。

（9）定期检查交流电源熔断器和电源开关是否良好。若需要更换交流电源熔断器，必须先关闭电源开关，再拔掉电源线。

（10）仪器表面应保持清洁。

## 七、机器检查与简易故障排除

### 1. 机器检查

当首次使用机器或机器有故障时应进行检查。检查步骤如下：

（1）检查电源时，首先连接好电源线，合上电源开关，处方号窗口显示"Ⅰ"。

（2）检查仪器处方，按处方选择键顺序显示"2、3、4、5、6、7、8、9、0、1"，"0～9"循环显示。

（3）设备输出检查时，首先打开输出调节旋钮，将输出线一端插入输出插孔，另一端的两个插头瞬间相碰短路（注意短路时间不得超过1s），这时输出指示灯亮。

**2. 简单的故障处理**

简单的故障处理如表4-1所示。

表4-1　简单的故障处理

| 故障现象 | 可能原因 | 处理办法 |
|---|---|---|
| 开机无音响，不显示处方号 | 熔断器损坏或电源线接触不良 | 更换熔断器，或重新插电源线插头 |
| 无输出，患者无感觉 | ①输出线断<br>②输出线粗插头与输出插孔接触不良<br>③输出线细插头与电极插孔接触不良<br>④电极太干或老化<br>⑤电极固定太松 | ①更换输出线<br>②重新插插头<br>③重新插插头<br>④湿润电极或更换电极<br>⑤固紧电极 |
| 治疗过程中有强烈针刺感 | 电极太干，或与皮肤接触不好 | 湿润电极<br>固紧电极 |
| 治疗后发现在治疗部位有小泡 | 电极老化，超出使用寿命 | 更换电极 |

# 第五章 低频电疗法

## 一、概述

频率在 1000Hz 以下的脉冲电流称作低频电流或低频脉冲电流。低频电疗法（low frequency electrotherapy）是指应用低频脉冲电流作用于人体来治疗疾病的方法。

低频电流的特点是低频率、小电流；电解作用较弱，有些电流无明显的电解作用；无明显热作用；对感觉神经和运动神经有较强的刺激作用；电流强度或电压有增减、升降的变化。低频电流分类有三种：按波型分为方波、三角波、正弦波、梯形波、阶梯波、指数曲线波等。按有无调制分为调制型和非调制型两种。调制型低频电流是指应用一种低频电流（调制电流）去调制另一种频率较高的电流（载波电流），使后者的频率或波幅随着前者的频率和波幅发生相应的变化，它兼有低、中频的优点。按电流方向分为单相和双相。双相脉冲波又根据其两侧波形、大小分为对称双相波、平衡不对称双相波和不平衡不对称双相波。

低频电流首先具有兴奋神经肌肉组织的作用。细胞或组织对外界刺激具有产生反应的能力，即兴奋性。细胞接受一次刺激产生兴奋后的短时间内会出现绝对不应期和相对不应期。在绝对不应期内，无论外界刺激强度多大，细胞都不能再兴奋。不同组织的绝对不应期有很大的不同，如神经纤维的绝对不应期为 0.5ms，骨骼肌细胞为 2ms，心肌细胞更是高达 200～400ms，所以理论上神经纤维每秒内能产生和传导的动作电位数可达 2000 次，也就是说频率 2000Hz 以下的每个脉冲刺激均能使神经纤维产生一次兴奋。但实际上一般认为神经纤维在体内传导的冲动频率为每秒 1000 次左右，所以低频脉冲电流的主要治疗作用是刺激神经肌肉兴奋，引起肌肉收缩。由于不同类型的低频电流其强度、波形、持续时间的变化对神经肌肉刺激的反应各有不同，因此，可以达到不同的治疗作用。

其次，低频电流具有镇痛的作用。低频电流的镇痛作用主要是通过神经—体液对痛觉的调节作用，以及脊髓和大脑的中枢神经系统对痛觉的调制产生镇痛效应。包括即时镇痛作用和累积性镇痛作用。累积性镇痛作用是指多次治疗后的累积镇痛作用，与产生即时镇痛作用的各种因素和局部血液循环改善密切相关。通过改善局部的血液循环，减轻局部缺氧、缺血症状，加速酸性代谢产物和致痛物质的清除、减轻组织和神经纤维间水肿、加强局部的营养代谢，消除或减弱疼痛的刺激因素，从而达到镇痛效应。

最后，低频电流具有改善局部血液循环的作用。主要是通过轴突反射；皮肤受刺激释放出组胺，使毛细血管扩张，治疗后出现皮肤的充血反应；低频电流刺激神经（尤其是感觉神经）后，使之释放出小量的 P 物质和乙酰胆碱等物质，引起血管扩张反应；电刺激使肌肉产生节律收缩，活动后的代谢产物如乳酸、二磷酸腺苷（ADP）、腺嘌呤核苷三磷酸（ATP）等有扩血管作用，改善了肌肉组织的血液供应；抑制交感神经同样引起血管扩张，改善了局部血液循环。

此外，低频电还可以起到促进伤口愈合、加强局部营养、促进骨折愈合，以及消炎、镇静、催眠作用。

## 二、常用低频电疗法分类

常用的低频电疗法为感应电疗法、经皮电神经刺激疗法和功能性电刺激疗法。

### （一）感应电疗法

#### 1. 概述

应用感应电流作用于人体治疗疾病的方法，称为感应电疗法（faradization）。该疗法是最古老的一种低频电疗法，至今一直使用，国产的直流电疗机一般都有感应电流的输出可供单独使用。

感应电流是双相的，是指它在一个周期内有两个方向（一个正波、一个负波），正波高尖、负波低平，低平部分电压过低无明显的生理治疗作用。通电时，电场中组织内的离子呈两个方向来回移动，引起的电解作用不明显，因此在治疗时皮肤无针刺或烧灼感。低频电兴奋正常运动神经和肌肉，不仅需要一定的电流强度，也需要一定的通电时间。感应电的高尖部分，除有足够的电压外，其正向脉冲持续时间在 1ms 以上，当电压（或电流）达到组织的兴奋阈时，就可以兴奋正常的运动神经和肌肉。感应电流对完全失神经支配的肌肉无明显刺激作用，对部分失神经支配的肌肉作用减弱。

### 2. 治疗作用及适应证

（1）镇静止痛。感应电流刺激人体的病变部位和穴位后，可以降低感觉神经兴奋性，从而产生镇痛的效果。可以治疗神经炎、神经痛等。

（2）促进神经肌肉功能恢复，建立新的运动，防治肌肉萎缩。神经损伤或神经受到压迫后，出现随意运动减弱或消失，或者由于外伤后使用石膏绷带夹板长时间制动，出现的失用性肌肉萎缩和肌肉无力等情况时，神经和肌肉本身无明显病变，可以应用感应电流刺激暂时性丧失运动的肌肉，促进肌肉收缩，达到防治肌肉萎缩的目的，适合于肌张力低下的治疗。感应电刺激可以加强肌肉纤维的收缩活动，肌肉强烈收缩时，可以挤压排空静脉和淋巴管，肌肉松弛时静脉和淋巴管可以扩张和充盈，刺激血液和淋巴系统的循环，适用于软组织粘连等病变。

## （二）经皮电神经刺激疗法

### 1. 概述

经皮电神经刺激（transcutaneous electrical nerve stimulation，TENS）也称周围神经粗纤维刺激疗法，是通过皮肤将特定的低频脉冲电流输入人体，刺激神经达到镇痛的方法。TENS 是根据疼痛闸门控制学说，应用电刺激治疗疼痛为主要症状的无损伤性治疗方法。之所以用"经皮（transcutaneous）"一词，是为了和植入电极相区分。经过多年的应用及发展，其临床应用已不仅仅局限于疼痛的治疗。

TENS 主要是刺激感觉纤维，传统的神经电刺激主要是刺激运动纤维。产生镇痛作用的 TENS 的强度往往只兴奋 A 类纤维，而不兴奋 C 类纤维，这样有助于激活粗纤维，关闭疼痛闸门和释放内源镇痛物质。TENS 治疗仪产生持续不对称的平衡双相波形，形状一般为变形方波，没有直流成分，因此没有极性。频率一般为 1～150Hz 可调。最常用的是 70～110Hz（常规 TENS），其次是 1～5Hz（类针刺样 TENS），中频率（20～60Hz）和 120Hz 以上的频率应用较少。脉冲宽度一般为 100～300ms 可调。

### 2. 治疗作用及适应证

（1）产生镇痛作用的 TENS 强度往往只兴奋 A 类纤维。TENS 可以治疗心绞痛，镇痛效果好，持续时间长，每次停止治疗后可以持续 8～10h。对急性躯体疼痛或根性疼痛加剧的疗效最好。截肢残端神经痛可以在治疗 2~3 次后完全止痛，对截肢后的幻肢痛也有疗效。

（2）促进骨折、伤口愈合，对周围血液循环具有改善作用，增加组织血液供应。

（3）降低偏瘫患者的肌张力，缓解痉挛。

## （三）功能性电刺激疗法

### 1. 概述

功能性电刺激（functional electrical stimulation，FES）是使用低频脉冲电流刺激失去神经控制的肌肉，使其收缩用于替代或矫正器官及肢体已丧失的功能。也可以归属神经肌肉电刺激的范畴。FES 是利用神经细胞的电兴奋性，通过刺激支配肌肉的神经使肌肉收缩，所刺激的肌肉必须有完整的神经支配，并利用神经细胞对电刺激的空间总和来传递外加的人工控制信号，通过外部电流的作用，神经细胞能产生一个与自然激发所引起的动作电位完全一样的神经冲动，使支配的肌肉纤维产生收缩，达到运动的效果。

理论上 FES 的频率为 1~100Hz，较低频率（<20Hz）虽然产生的效应小，但肌肉不易产生疲劳；较高频率（>50Hz）的刺激容易产生肌肉强直收缩，但容易疲劳。因此，在实际操作中需要根据各种肌肉的实际需要确定相应的频率，临床上常用的频率范围是 15~50Hz。脉冲波宽多使用 200~300μs。通电/断电的时间比与肌肉的抗疲劳程度有关。肌肉在断电时放松，通电时收缩，通电时间越长，断电时间越短，肌肉越容易疲劳，一般通电与断电比控制在 1:1~1:3。电流强度根据治疗要求及患者的耐受程度来调节。

### 2. 治疗作用及适应证

适用于颈肩腰腿痛、各种扭挫伤、肌筋膜炎、瘢痕粘连、慢性炎症等。适用于各种骨性关节病、各种神经炎、脑与脊髓损伤所致的肢体瘫痪、失用性肌萎缩、肌张力低下、周围神经损伤等。

（1）治疗上运动神经元瘫痪。适用于脊髓损伤、脑卒中、脑外伤、脑性瘫痪、出现站立步行障碍、手抓握障碍等。FES 治疗的目的是帮助患者完成某些功能活动，如抓握、步行、协调运动活动，以及加速随意控制的恢复。$T_4 - T_{12}$ 损伤的截瘫和偏瘫患者，在借助外界帮助稳定上身的同时，下肢在电刺激作用下进行站立和行走，改进步态。对于$C_4$ – $C_6$损伤的高位截瘫患者，可以使用FES刺激手和前臂肌肉，帮助患者完成各种抓握动作。

（2）治疗排尿功能障碍。适用于排尿功能障碍，包括尿潴留和尿失禁。当骶髓排尿中枢遭到破坏或$S_1$ – $S_4$神经根损伤以后，导致肌肉麻痹，出现尿潴留；下运动神经元损伤，尿道括约肌和盆底肌瘫痪，出现排尿淋漓不尽，或腹压轻微增高就排尿，使用FES刺激尿道括约肌和盆底肌，可以增强肌力。

（3）治疗呼吸功能障碍。可以用于控制和调节呼吸运动，刺激膈神经引起膈肌收缩，主要适用于脑卒中、脑外伤、高位脊髓损伤所致的呼吸肌麻痹。

（4）治疗特发性脊柱侧弯。可以将治疗电极置于侧弯的两个曲线最高的脊椎旁，刺激竖脊肌等肌肉。适用于弯曲度在20°~40°的进行性侧弯。

（5）治疗肩关节半脱位。由于冈上肌、三角肌无力导致的肩关节半脱位，会出现疼痛和上肢肿胀等症状。可以用低频电流刺激冈上肌和三角肌后部，频率选择为20Hz，波宽0.3ms，通断比1∶3，逐渐增大电流强度和治疗时间。5天后患者可以耐受连续6~7h的刺激，以后再逐渐增加通电时间，减少断电时间。

**3. 禁忌证及注意事项**

不适用于出血倾向、癫痫、传染病、意识不清及各种重要器官疾病急性进展期和危重期。

有金属异物、结核病灶及植入心脏起搏器者禁用，肢体骨关节挛缩畸形、下运动神经元受损、局部对功能性电刺激无反应者禁用。心前区、颈动脉窦区、孕妇腰腹部、皮肤过敏、破损、感染、皮疹等区域禁用。

为了提高使用疗效，功能性电刺激疗法和运动训练、心理治疗相结合可以取得更好的效果。

## 三、常规低频治疗仪的操作

### （一）仪器设备

根据患者实际需要选择具有相关波形和参数的低频电疗仪，如感应电疗仪、经皮神经电刺激治疗仪、间动电疗仪、直流感应电疗仪、功能性电刺激仪等。仪器设备配备相应的电极、衬垫、导线等相关配件。

### （二）操作程序

（1）治疗前准备：根据患者的实际情况及治疗目的、部位等选择合适的电极，正确连接仪器设备的电极、导线。确认仪器电流输出已经归零，开机后充分暴露患者治疗区域的皮肤，采取并置法或对置法，将电极紧贴患病部位的皮肤。

（2）治疗操作：根据需要选择相应的波形，设置合理的物理治疗参数，缓慢调节电流强度直至患者感受舒适的治疗剂量（治疗剂量可用电流量直接表示）。在治疗过程中可以根据患者的感受随时调节电流输出。若采用移动法治疗，可以采用单点手柄电极或滚动电极为主的电极。

（3）治疗结束：将仪器设备输出归零，及时询问患者感受，取下电极，检查治疗部位皮肤状态并关机。

### （三）操作要领及注意事项

（1）治疗前：将治疗中的正常感觉和可能出现的异常感觉提前告知患者，请患者积极配合治疗。以兴奋神经肌肉为主要治疗目的时，神经肌肉电诊断有助于操作者选择合理的治疗参数。

（2）治疗中：皮肤局部微细损伤区域可先用绝缘衬垫，再使用低频电疗法。若患者局部区域感觉障碍需要治疗时，治疗师需要谨慎选择治疗强度输出。固定好电极，保证治疗过程中电极不滑落。

## 四、直流感应电疗机使用操作方法

### （一）用途和结构

直流感应电疗机具有直流和感应两种输出。直流输出电流 $0 \sim 50mA$，可以进行直流各种疗法和药物离子导入。感应输出分为疏、感应、密、疏密的单向脉冲波，适用于神经衰弱、急性扭伤和肩周炎、关节炎等炎症的治疗。

直流感应电疗机由台式主机、输出线、导电硅胶电极（或铅片）等构成。

## （二）设备参数

（1）直流输出：电流 0～50mA，分为强、弱二档，连续可调。

（2）感应输出：为单向脉冲波，输出电压分为强、弱档，连续可调。其性能按表 5－1 规定。

（3）定时时间（治疗时间）：分为 10、15、20、25、30、40、50、60min 八档，允差 ±10%。

（4）连续使用时间：4h。

（5）使用电源：电压 a. c. 220V ±22V、频率 50Hz ±1Hz、消耗功率 20W。

（6）使用环境：温度 5～40℃，相对湿度：≤80%。

表 5－1　感应输出性能

| 波形 | 频率（Hz） | 前置脉冲宽度（μs） | 疏密周期（s） | 输出脉冲峰值电压（V） | |
|---|---|---|---|---|---|
| | | | | 空载 | 负载 500Ω |
| 密波 | 400 | 60 | — | 0～150 | 0～70 |
| 感应 | 100 | 150 | — | 0～150 | 0～70 |
| 疏波 | 10 | 400 | — | 0～150 | 0～70 |
| 疏密波 | 150/35 | 150 | 4 | 0～150 | 0～70 |

## （三）设备使用方法

### 1. 调整"定时"至所需时间

**备注**：若需要改变"定时时间"，首先必须先关机，才能保证电子定时器工作正确。两个以上患者用同一"定时时间"时，当第一个患者"定时时间"到后，第二个患者可以不再调节"定时时间"。

### 2. 直流输出

（1）电疗机配有输出测量电阻一套，当使用"直流"档进行治疗时，将测量电阻连接输出插孔后，调节"细调"开关，若此时数码表有数字显示，则表明电疗机工作正常。

（2）先将"粗调"置于"直流"弱档位置，"细调"逆时针旋回至"0"位置，将所选用电极插头插入输出插口，插头的极性可以通过"极性"开关来调整，衬垫浸以清水（或生理盐水）包裹电极后，将电极置于患者需要的治疗部位上。

（3）调整"电源开关"至开处，仪器绿灯亮，表示设备已接通电源。黄灯亮时，表示"细调"已旋回"0"（如果"细调"未旋回"0"处，开启电源后电疗机也无输出，此功能可以防止打开电源时输出过大使患者有不舒服的感觉）。操作者顺时针调节"细调"直到数码表显示出治疗所需要的电流值（mA），即可进行治疗。

（4）当输出电流不够时，将"细调"旋钮逆时针旋回最左"0"位置，再调节"粗调"旋至强档，重新再顺时针调节"细调"直至数码表显示出治疗所需要的电流值。

（5）治疗时间到后，设备自动切断输出，数码表显示为零。绿灯出现闪烁，并发出"嘀嘀"的提示音。将"细调"逆时针旋回最左"0"位置，将"电源开关"按向关，设备停止工作，即可取下患者身体部位上的电极。

### 3. 感应输出

（1）先将"粗调"置于"感应"弱档位置，"波形"置于所需要的波形位置。"细调"逆时针旋回最左"0"位置，将所选用电极插头插入输出插口，并将电极用浸以清水（或生理盐水）的纱布做衬垫，置于患者治疗部位上。

（2）将"电源开关"按向开，绿灯亮，表示设备已接通电源。黄灯亮，表示"细调"已旋回至"0"。再顺时针调节"细调"直至数码表显示出所需要的电压值，即可进行治疗。

（3）当输出电压不够时，将"细调"逆时针旋回最左"0"位置，再将"粗调"旋至强档，重新再顺时针调节"细调"直至数码表显示出所需要的电压值。

（4）治疗时间到，设备自动切断输出，数码表显示为"0"。绿灯出现闪烁，并发出"滴嘀"的提示音。将"细调"逆时针旋回最左"0"位置，关闭电源开关，设备停止工作，即可取下患者身体部位上的电极。

## （四）禁忌证、注意事项、警示及提示性说明

（1）携带心脏起博器、外科植入物、人工心肺的患者，以及无自主行为意识能力者、严重心脏患者胸前区部位、妊娠期妇女、外伤及溃疡皮肤部位禁止使用。

（2）使用设备的操作人员需要经过严格的培训后方可操作。

（3）不得在高温、高湿、失衡、易燃、烟尘过量、电磁辐射的场所中使用电疗机。不得与高频手术设备、短波及微波设备同时使用，以免造成损坏。

（4）铅板电极或夹子等不得接触皮肤；电极严禁放置于颅脑和心脏位置。

（5）首次使用电疗机时，可以通过下列步骤检验设备是否正常工作。

①打开电源开关，绿灯亮。

②输出"粗调"置于"感应"弱档，从"0"开始顺时针调节输出"细调"，数码表应显示输出电压（V）。

③将输出"粗调"置于"直流"弱档，输出插口插上带夹输出线并短路，从"0"开始顺时针调节输出"细调"，数码表应显示出输出电流（mA）。（**备注**：电疗机的输出两端应通过人体成回路，数码表才显示出电流值。）

（6）在设备操作使用过程中，操作者需要熟悉设备各功能开关的作用，保证正确的使用。

## （五）设备成套附件

设备配有一条电源线、一对棒状电极和一套测量电阻、两块翻边导电硅橡胶电极，电极面积 40mm×40mm。三片厚度 0.3mm 铅板，一条带夹输出线，另一条带插针输出线，适用于导电硅胶电极。

## （六）设备维护和保养方法

（1）每年应对电疗机进行一次检验，确保各项功能正常运作。

（2）保持设备清洁，及时用柔软的洗涤液清洁电极与输出线，清洁后待设备晾干后才可使用。

（3）常见故障、故障原因和解决方法见表5-2。

表5-2　常见故障、故障原因和解决方法

| 常见故障 | 故障原因 | 解决方法 |
|---|---|---|
| 开机后无输出 | 电源插头未插好 | 重新插好电源插头 |
| | 输出调节未回零 | 将输出调节回零 |
| | 输出线与输出插口或电极之间没有插好 | 检查输出线与输出插口，应插紧电极 |

续表

| 常见故障 | 故障原因 | 解决方法 |
|---|---|---|
| 输出不稳定 | 电极与皮肤之间没有贴紧 | 将电极涂上导电膏或生理盐水后再与皮肤贴紧 |

## 五、低频电子脉冲治疗仪使用操作方法

设备通过对人体皮肤、神经及肌肉进行电刺激，从而达到镇痛、预防或缓解肌肉发生废用性萎缩的目的。

### （一）产品性能结构及组成

设备包括治疗仪主机、温热电极和电极绑带，治疗仪的频率范围是 3 ~ 1000Hz，误差 ±10% 或 ±1Hz（两者取大值）；最大输出电流为 34mA，偏差 ±30%；最大脉冲宽度 115μs，偏差 ±30%；单个脉冲最大输出能量 ≤300mJ；温热最高温度 <43℃。

### （二）使用注意事项

（1）禁忌：患者体内有心脏起搏器等医用电子仪器或体内有金属植入物者慎用。

（2）患者有以下情况出现时，需要操作者特别注意：

①治疗部位出现急性疼痛；

②治疗部位皮肤异常如破损等；

③高热；

④孕妇；

⑤有心脏疾病；

⑥恶性肿瘤；

⑦癫痫病；

⑧对温度感觉有障碍、意识障碍。

（3）设备使用注意事项：

①严禁对设备进行修理、拆解、改造，防止在使用过程中发生意外情况。严

格按照使用要求进行操作，防止错误操作伤害患者。

②严禁在浴室等潮湿的场所及有害气体的房间内使用，防止触电、发生故障。

③若将高频设备和本设备同时连接到一个患者时，设备电极处有可能引起烧伤并损坏设备。

④远离短波或微波等高频治疗设备，由于干扰存在可能会导致设备的输出不稳定；靠近患者胸部心前区使用电极会增加心脏纤颤的危险。

（4）使用设备治疗时注意事项：

①对于初次使用设备的人群，尤其是幼儿、老人及体质虚弱者，在使用过程中需要严格掌握时间和剂量，治疗时间宜短，治疗输出宜弱，并根据患者身体状态进行使用。

②温热电极有低温烫伤的危险，婴幼儿或不能自理者及无意识的患者，在没有陪同者时，严禁使用。皮肤敏感、服用安眠药、醉酒的人群严禁使用。

③使用设备进行治疗时，不要超过程序所设定的治疗时间，防止可能引起身体不适。

④治疗过程中电极不可置于心脏前后。

⑤治疗过程中电极应避免接触伤口及瘢痕组织。

⑥电极在使用过程中应与治疗部位的皮肤紧密、均匀接触。

⑦使用前或使用中及时和患者沟通了解治疗情况。

⑧在使用前需要去除患者佩戴的手机、钥匙、手表、首饰等金属物品，防止治疗部位以外的身体区域受到刺激。

⑨若发现电源拉线或插头受损、插座的插口出现松动、电源线有损坏、裂开等情况严禁使用设备。严禁过度弯曲、牵拉扭转、捆束电源线。

## （三）仪器主要配件

主机1台；一套电极包括电极（小）2个、电极（大）1个；电极绑带（90×1200）1根，（45×1000）2根；电极固定件3个；电极线夹2个；主机塑料套1个；备用保险丝（1A）1个。

## （四）低频电子脉冲治疗仪简单使用方法

以肩部肌肉酸痛为例，采用"治疗形式选择"对患者进行治疗。首先，将设备放在平稳的地方，根据以下的顺序进行操作。

（1）从主机拉线盒里取出电源拉线，将其插进电源插座。将治疗输出调整旋钮调至"开始"位置。

（2）三个电极用清水充分浸湿浸透。使布面到海绵充分湿润。将电极合起来，挤出电极海绵中多余的水分，以不滴水为适宜（注意：水分不足时设备将不能通电）。

（3）将电极的插头插进仪器主机的输出插孔。大的黄色（＋）电极位于中间的位置，小的绿色（－）电极位于左右L、R位置（插头两脚上、下不分）。

（4）将电极固定在肩部需要治疗的部位，黄色（＋）电极放置在颈部，绿色（－）电极放置在肩部有酸痛感需要治疗的部位，用电极绑带固定。

（5）打开设备电源开关，按下电源开关"开"，从"治疗形式选择"中选择治疗肩部酸痛的形式。确认"治疗输出调整"的旋钮处在"开始"位置，在"治疗形式选择"中选择"肩、颈"部位，"肩、颈"的显示灯亮起，其他症状显示灯闪烁，然后，在闪烁的5种症状中选择"酸痛"选项，闪烁停止，此时只有"酸痛"症状显示灯亮。

（6）调整需要的输出温度，温度调整旋钮最初在"关"的状态，操作者根据季节和患者的实际需要情况选择适宜的温度。

（7）治疗输出调整，将治疗输出调整器旋钮从"开始"位置慢慢向右旋转，询问患者感受，直到患者感觉最舒服的强度，调整"平衡调整滑钮"，将"平衡调整滑钮"调整到左右的刺激感觉相同时为止（也可以根据患者实际情况使用左右强度不等的刺激），以患者的自我感觉舒适为宜。

（8）治疗结束设备停止输出，定时标记和频率标记显示"00000"时，治疗结束，将"治疗输出调整"旋钮逆时针转到"开始"位置，取下患者身体部位上的电极，关闭仪器电源，拔下电源线。

（9）在治疗结束后，电极用水冲洗，挤出海绵内的水分后，将其放在通风良好的地方保管，将主机用塑料袋盖上以保持清洁。

## （五）低频电子脉冲治疗仪用"治疗形式选择"进行治疗的操作方法

### 1. 治疗前的准备

同"低频电子脉冲治疗仪简单使用方法"。

## 2. 治疗形式选择的设定方法

在选择治疗形式之前，检查设备治疗输出调整旋钮是否均放置在开始的位置。根据需要的治疗目的，按部位选择按钮，即肩颈、腰、上肢、下肢、肘、膝（表5-3）。此时，所有症状按钮的显示灯均处在闪光状态。根据治疗需要，按症状选择酸痛、痛、疲劳、血液循环、麻痹中的某一个后，该按钮的显示灯保持显示，其他按钮显示灯将会熄灭。

**备注：**部位按钮选择确定后，一定要按症状选择按钮，否则，旋转治疗输出调整旋钮时，会发出"哔哔哔"的警告声。用"治疗形式选择"进行治疗时，中途不能变更组合。

不能先按症状按钮进行选择。重新选择部位按钮后，全部的"症状按钮"显示灯光闪烁，需要重新选定症状按钮。

#### 表5-3 各种组合类型的特征表

| 部位 | 症状 | 说明 |
|---|---|---|
| 肩、颈 | 酸痛 | （10min）变换拍打速度的同时，缓解僵硬及酸痛 |
| | 痛 | （10min）抑制肌肉运动，迅速缓解疼痛 |
| | 疲劳 | （10min）消除神经、肌肉疲劳 |
| | 血液循环 | （10min）降低对肌肉的负担，促进血液循环 |
| | 麻痹 | （13min）促使麻痹的神经恢复，防止肌肉萎缩 |
| 腰 | 酸痛 | （12min）给予适当的肌肉运动，松解僵硬的肌肉 |
| | 痛 | （15min）迅速缓解疼痛，效果持续明显 |
| | 疲劳 | （12min）消除腰部疲劳 |
| | 血液循环 | （12min）减少刺激，加强循环 |
| | 麻痹 | （15min）促进神经的恢复 |
| 上肢 | 酸痛 | （10min）分步骤地进行肌肉按摩，消除酸痛 |
| | 痛 | （10min）抑制肌肉运动，迅速缓解疼痛 |
| | 疲劳 | （10min）减少变化，消除神经和肌肉的疲劳 |
| | 血液循环 | （10min）促进血液循环 |
| | 麻痹 | （15min）促使麻痹的神经恢复，同时有效地预防肌肉萎缩 |

| | | |
|---|---|---|
| 下肢 | 酸痛 | （10min）有步骤地进行肌肉按摩，消除酸痛 |
| | 痛 | （15min）迅速缓解疼痛，效果持续明显 |
| | 疲劳 | （10min）消除腿部的疲劳 |
| | 血液循环 | （10min）减少肌肉负担，改善血液循环 |
| | 麻痹 | （15min）促使麻痹的神经恢复，同时预防肌肉萎缩 |
| 肘、膝 | 酸痛 | （10min）促进血液循环 |
| | 痛 | （10min）抑制麻木，迅速缓解疼痛 |
| | 疲劳 | （10min）促进体液、血液循环，消除疲劳 |
| | 血液循环 | （10min）改善关节周围的血液循环 |
| | 麻痹 | （15min）增强对神经的刺激 |

### 3. 治疗形式选择定时

任何形式进行组合时，需要首先设定时间，治疗中途不能变更时间；设备在进行治疗时，以1min为单位来显示剩余时间；当剩余时间在1min以下时，则以秒为单位来显示。

### 4. 温度调整

电源"开"的时候，温度调整旋钮处于"关"的状态。根据使用的季节、室温及患者治疗需要可以设定5级，通常情况选择"3"使用。在实际应用中若需要电极尽快加温时，可以选择"速暖"。不需要电极的温热功能时，可以选择"关"。

**备注**：在接通电源后按"速暖"按钮5min后设备会自动设定为"3"，此项设置是防止出现意外。此后若再次按"速暖"时，1min30s后设备自动设定为"3"，防止温度上升过度。同时，在接通电源状态下未进行治疗时，设备放置15min后会自动关闭，停止温热功能。

同一治疗部位治疗时间要在15min以内，治疗结束后不要变换模式持续进行治疗，避免身体产生不适；请不要超过设定的治疗时间；"速暖"功能不能连续使用；为了防止低温烫伤，温热电极在同一部位的使用，不能超过15min。

### 5. 治疗声音的选择

治疗声音大小分"强""弱"，以及无声音的"关"。接通电源后设备发出

"哔"的声音，按各种操作按钮时，设备发出悦耳的音乐声，提示操作者治疗内容发生改变。并且，设备在进行治疗时发出与频率变化同步的声音。

### 6. 治疗开始

治疗开始后，需要缓慢调整输出旋钮，并且一定要从"开始"位置开始使用，直到调整到患者感觉舒适的强度。开始时要把旋钮旋转到稍感强刺激的位置，然后稍微回调，该位置的强度即为适当强度之处。在治疗结束后，操作者一定要将旋钮复位到"开始"位置。根据不同人群，不同部位进行强度的调整。根据身体状态及治疗需要进行平衡调整，在需要进行左右平衡治疗时，左右（-）电极的治疗输出强度不同时，应使用"平衡调整"滑钮，将其左右移动，调整治疗强度至左右输出相同为止。

### 7. 治疗结束

当时间和频率显示"00000"时表明治疗停止。取下相关部位的电极，将电源开关调整到"关"的位置，拔下电源插头。

### 8. 主机和电极的保管

建议在治疗结束后使用肥皂和清水清洗电极，并将海绵的水分充分挤出，放在通风良好的地方晾干保管，治疗器的主机套上防尘罩以保持清洁。

## （六）低频电子脉冲治疗仪自动程序进行治疗的操作方法

（1）使用前准备同前。

（2）选择"自动治疗程序"之前，检查设备治疗输出调整旋钮是否均放置在开始的位置。操作者只要按下治疗部位的按钮，就已设定了所需要的治疗程序。共有 6 种"自动治疗程序"治疗形式。接通电源后，上半身 10 的灯自动点亮，当旋转治疗输出旋钮时，设备即可进行治疗。此外，自动设定还有下半身10、腰15、脊髓（全身）、脊髓（软模式）、脊髓（硬模式）。

**备注**：使用"自动治疗程序"方法进行治疗时，在治疗中途不能变更治疗形式。

（3）各种自动治疗程序的特点和治疗形式：

①上半身 10（10min）　进行拍打的同时，缓解肌肉僵硬及酸痛。

②下半身 10（10min）　有效地抑制疼痛并发挥按摩的作用。

③腰 15（15min）  在调节平衡的同时，进行腰腿的疼痛或疲劳的治疗。

④脊髓（全身）（15min）  促进全身的血液循环，缓解或消除疲劳。

⑤脊髓（软模式）（15min）  缓解神经性疲劳，达到机体放松的状态（在就寝前使用非常有效）。

⑥脊髓（硬模式）（15min）  促进神经的活性（上午使用非常有效）。

（4）自动治疗程序档的定时：需要注意的是采用"自动治疗程序"治疗时，任何组合形式都需要预先设定时间，治疗中途不能变更治疗时间。设备在治疗时，以 1min 为单位进行显示，当剩余时间低于 1min 时，则以 1s 为单位显示。

## （七）低频电子脉冲治疗仪"自由选择"档进行治疗的操作方法

（1）使用前准备同前。

（2）"自由选择"档治疗前，检查设备治疗输出调整旋钮是否均放置在开始的位置。"自由选择"在治疗频率固定的情况下使用。"自由选择"档有拍打、推压，按摩，左右变换按揉三个选择按钮，各按钮的频率已进行设定，反复按同一按钮时，频率发生变化。连续按时，就会回到初期频率值。

（3）频率对应关系："自由选择"档的频率设定是根据实际治疗目的进行选择。每按一次按钮，各按钮对应频率的变化如下：

①拍打、推压：3Hz→7Hz→10Hz→50Hz→100Hz→250Hz→500Hz→1000Hz→3Hz 周而复始循环。

②按摩：7Hz→10Hz→50Hz→100Hz→250Hz→500Hz→1000Hz→7Hz 周而复始循环。

③左右变换按揉：3Hz→7Hz→10Hz→50Hz→100Hz→250Hz→500Hz→3Hz 周而复始循环。

（4）"自由选择"档治疗的定时：治疗定时最长时间为 15min；按"▲"时，以 1min 为单位逐一增加，治疗时间最长为 15min。设备进行治疗时，以 1min 为单位显示，当剩余时间低于 1min 时，以 1s 为单位进行显示。

## （八）低频电子脉冲治疗仪治疗举例

### 1. 脊髓通电

脊髓通电属于治疗中的最基本方法，主要功能是促进血液循环、消除全身的疲劳，脊髓通电治疗方法见表 5 - 4。

表 5 - 4　脊髓通电治疗方法表

| 治疗部位 | 治疗种类 | 选择按钮 | 频率 | 治疗时间（min） |
|---|---|---|---|---|
| 脊髓 | 自动治疗程序 | 脊髓（全身） | 自动设定 | 15 |

电极放置方法：（＋）电极置放在上半身神经集中点，如大椎穴位置，（－）电极置放在下半身神经集中点，如命门穴水平的两侧。自动治疗程序中的脊髓（软模式），由于其频率平稳，对患者身体刺激较为舒适，因此能够促进机体全身放松，消除疲劳，改善睡眠（在就寝前治疗使用效果好）。

**2．肩颈酸痛**

请将（－）电极摆放在患者感觉酸痛最剧烈的部位，整体背部酸痛时，按背、肩、颈的顺序进行治疗，效果更好，肩颈酸痛治疗方法见表 5 - 5。

表 5 - 5　肩颈酸痛治疗方法表

| 治疗部位 | 治疗种类 | 选择按钮 | 频率 | 治疗时间（min） |
|---|---|---|---|---|
| 肩 | 自动治疗程序 | 上半身 10 | 自动设定 | 10 |
| | 治疗形式选择 | 肩颈→酸痛 | 自动设定 | 10 |
| 颈 | 自动治疗程序 | 上半身 10 | 自动设定 | 10 |
| | 治疗形式选择 | 肩颈→酸痛 | 自动设定 | 10 |
| 背 | 自动治疗程序 | 上半身 10 | 自动设定 | 10 |
| | 治疗形式选择 | 腰→疲劳 | 自动设定 | 15 |

**3．腰痛**

腰痛治疗时电极可并排放置在腰骶部，（＋）电极放在腰骶中间，两侧放置（－）电极。当患者感觉腰部及大腿后部疼痛时，应按照腰、足底、坐骨的顺序治疗，效果更好，腰痛治疗方法见表 5 - 6。

表 5 – 6　腰痛治疗方法表

| 治疗部位 | 治疗种类 | 选择按钮 | 频率 | 治疗时间（min） |
|---|---|---|---|---|
| 腰 | 自动治疗程序 | 腰 15 | 自动设定 | 15 |
| | 治疗形式选择 | 腰→痛 | 自动设定 | 15 |
| 足三里 | 治疗形式选择 | 下肢→血液循环 | 自动设定 | 10 |
| 坐骨 | 治疗形式选择 | 下肢→痛 | 自动设定 | 15 |

### 4. 上肢的血液循环

上肢的血液循环进行治疗时（＋）电极放置在患者大椎穴位，两个（－）电极放置在患者的患臂和手掌上，上肢的血液循环治疗方法见表 5 – 7。

表 5 – 7　上肢的血液循环治疗方法表

| 治疗部位 | 治疗种类 | 选择按钮 | 频率 | 治疗时间（min） |
|---|---|---|---|---|
| 手三里·掌 | 自动治疗程序 | 上半身 10 | 自动设定 | 10 |
| | 治疗形式选择 | 上肢→血液循环 | 自动设定 | 10 |

### 5. 下肢的疲劳

下肢的疲劳时（＋）电极放置在患者腰骶部，两个（－）电极放置在患者两足底，或一个放足底，另一个放于足三里穴位，下肢的疲劳治疗方法见表 5 – 8。

表 5 – 8　下肢的疲劳治疗方法表

| 治疗部位 | 治疗种类 | 选择按钮 | 频率 | 治疗时间（min） |
|---|---|---|---|---|
| 足三里 | 自动治疗程序 | 下半身 10 | 自动设定 | 10 |
| | 治疗形式选择 | 下肢→疲劳 | 自动设定 | 10 |
| 足底 | 自动治疗程序 | 下半身 10 | 自动设定 | 10 |
| | 治疗形式选择 | 下肢→疲劳 | 自动设定 | 10 |

### 6. 肘部、膝关节的疼痛

由于机体内部或外部受到异常刺激后，人体会感到各种疼痛。使用低频电流可以兴奋神经，松弛并缓解疼痛，肘部、膝关节的疼痛治疗方法见表5－9和表5－10。

肘关节治疗时可以将（＋）电极放置在患者大椎穴位，两个（－）电极分别放置在疼痛部位两侧。由于关节部位难以畅通，可以用两个（－）电极夹持着通电。膝关节治疗时可以将（＋）电极放置在患者腰骶部，两个（－）电极分别放置在膝关节疼痛部位两侧。

表5－9　肘部治疗方法表

| 治疗部位 | 治疗种类 | 选择按钮 | 频率 | 治疗时间（min） |
|---|---|---|---|---|
| 肘 | 自动治疗程序 | 上半身10 | 自动设定 | 10 |
| | 治疗形式选择 | 肘、膝→痛 | 自动设定 | 10 |

表5－10　膝关节治疗方法表

| 治疗部位 | 治疗种类 | 选择按钮 | 频率 | 治疗时间（min） |
|---|---|---|---|---|
| 膝关节 | 自动治疗程序 | 下半身10 | 自动设定 | 10 |
| | 治疗形式选择 | 肘、膝→痛 | 自动设定 | 10 |

### 7. 上下肢周围神经麻痹

低频电流通过脊髓后，可以有效扩张血管，改善机体的血液循环，促进疲劳恢复。周围神经麻痹出现运动功能障碍，长时间会导致血液循环不良，肌肉萎缩。低频电流可以刺激肌肉神经产生反应，促进神经功能恢复，上下肢周围神经麻痹治疗方法见表5－11和表5－12。

（＋）电极具有刺激兴奋作用，（－）电极具有镇痛、镇静作用。麻痹治疗与其他治疗方法不同，在患部末梢处置放（＋）电极，在脊髓处置放（－）电极，从末梢开始给予脊髓刺激。

表5－11　上肢麻痹治疗方法表

| 治疗部位 | 治疗种类 | 选择按钮 | 频率 | 治疗时间（min） |
|---|---|---|---|---|
| 脊髓 | 自动治疗程序 | 脊髓（全身） | 自动设定 | 15 |
| 臂 | 治疗形式选择 | 上肢→麻痹 | 自动设定 | 15 |
| | 自动治疗程序 | 上半身10 | 自动设定 | 10 |

上肢麻痹脊髓治疗中，可以将（＋）电极放置于大椎穴，（－）电极放置于腰骶部。上肢麻痹臂部治疗中，可以将（＋）电极放置于手掌心，（－）电极分别放置于前臂及大椎穴。

表 5 – 12　下肢麻痹治疗方法表

| 治疗部位 | 治疗种类 | 选择按钮 | 频率 | 治疗时间（min） |
|---|---|---|---|---|
| 脊髓 | 自动治疗程序 | 脊髓（全身） | 自动设定 | 15 |
| 足 | 治疗形式选择 | 下肢→麻痹 | 自动设定 | 15 |
| | 自动治疗程序 | 下半身 10 | 自动设定 | 10 |

下肢麻痹脊髓治疗中，可以将（＋）电极放置于大椎穴，（－）电极放置于腰骶部。下肢麻痹足部治疗中，可以将（＋）电极放置于足底，（－）电极分别放置于足三里及腰骶部。

## （九）低频电子脉冲治疗仪故障提示

低频电子脉冲治疗仪常见故障见表 5 – 13。

表 5 – 13　低频电子脉冲治疗仪常见故障

| 状态 | 原因 | 处理方法 |
|---|---|---|
| 电源指示灯不亮 | 1. 电源线没有插入插座<br>2. 没有按下开关电源<br>3. 保险丝熔断 | 1. 确认电源是否插入<br>2. 打开电源开关<br>3. 打开后盖换上备用保险丝 |
| 不能测定电极水分 | 1. 没按水分测定开关<br>2. 水分测定的两个电极都是（－）电极<br>3. 电极含水不足<br>4. 电极的导线断线<br>5. 电极发生不良劣化<br>6. 电极与主机连接不好<br>7. 电极的导线似断非断 | 1. 使用水分测定开关检测<br>2. 正确使用电极检测<br><br>3. 将电极充分浸湿<br>4. 通过其他两个电极的水分测定来确认<br>5. 通过其他两个电极的水分测定来确认<br>6. 正确连接电极和主机<br>7. 微微扭转导线 |

续表

| 状态 | 原因 | 处理方法 |
|---|---|---|
| 没有治疗输出 | 1. 水分测定的两个电极都是（－）电极<br>2. 电极含水不足<br>3. 电极的导线断线<br>4. 电极发生不良劣化<br>5. 电极与主机连接不好<br>6. 电极的导线似断非断<br>7. 电极没有紧贴皮肤<br>8. 定时器时间已到<br>9. 治疗输出调整旋钮处在起点位置 | 1. 正确使用电极检测<br>2. 将电极充分浸湿<br>3. 通过其他两个电极的水分测定来确认<br>4. 通过其他两个电极的水分测定来确认<br>5. 正确连接电极与主机<br>6. 微微扭转导线<br>7. 用绑带使电极与皮肤紧密贴合<br>8. 将治疗输出调整旋钮转至起点位置<br>9. 确认并转动旋钮 |
| 治疗输出时有时无 | 1. 电极含水不足；<br>2. 电极的导线断线<br>3. 电极发生不良劣化<br>4. 电极与主机连接不好<br>5. 电极的导线似断非断<br>6. 电极没有紧贴皮肤<br>7. 左右平衡调整按钮操作不当 | 1. 将电极充分浸湿<br>2. 通过其他两个电极的水分测定来确认<br>3. 通过其他两个电极的水分测定来确认<br>4. 正确连接电极与主机<br>5. 微微扭转导线<br>6. 用绑带使电极与皮肤紧密贴合<br>7. 设定在中间位置再次确认并操作 |
| 治疗输出不能取得平衡 | 1. 电极发生不良劣化<br>2. 电极与主机连接不好<br>3. 电极没有紧贴皮肤<br>4. 左右平衡调整按钮操作不当 | 1. 通过其他两个电极的水分测定来确认<br>2. 正确连接电极与主机<br>3. 用绑带使电极与皮肤紧密贴合<br>4. 设定在中间位置再次确认并操作 |
| 可做治疗但输出指示针不动 | 1. 电极含水不足<br>2. 电极的导线断线<br>3. 电极发生不良劣化 | 1. 将电极充分浸湿<br>2. 通过其他两个电极的水分测定来确认<br>3. 通过其他两个电极的水分测定来确认 |
| 左右输出指示针不动 | 电极没有紧贴皮肤 | 用绑带使电极与皮肤紧密贴合 |
| 按了定时按钮也不能设定时间 | 自动治疗程序开关开着 | 确认开关状况 |

续表

| 状态 | 原因 | 处理方法 |
|---|---|---|
| 自动治疗程序选项不工作 | 1. 电极没有紧贴皮肤<br>2. 没按自动治疗程序开关 | 1. 用绑带使电极与皮肤紧密贴合<br>2. 打开程序开关 |
| 频率调整选项不工作 | 1. 电极没有紧贴皮肤<br>2. 自动治疗程序开关开着 | 1. 用绑带使电极与皮肤紧密贴合<br>2. 确认开关状况 |
| 电极不能温热 | 1. 电极含水不足<br>2. 电极的导线断线<br>3. 电极发生不良劣化<br>4. 温度调节旋钮处在"关闭"位置 | 1. 将电极充分浸湿<br>2. 通过其他两个电极的水分测定来确认<br>3. 通过其他两个电极的水分测定来确认<br>4. 确认旋钮位置 |
| 不能调整电极的温度 | 温度调节旋钮处在"关闭"位置 | 确认旋钮位置 |
| 治疗声音不响 | 治疗声音开关在"关闭"位置 | 确认开关位置 |

## 六、淋巴治疗仪的使用操作方法

### （一）淋巴系统概述

淋巴系统由淋巴管道、淋巴组织和淋巴器官组成。血液流经血管时，水及营养物质透过毛细血管壁滤出进入组织间隙，形成组织液。组织液与细胞进行物质交换后，大部分被毛细血管重吸收进入小静脉，小部分（主要是水和从血管溢出的大分子物质，如蛋白质）进入毛细淋巴管成为淋巴（液）。淋巴为无色透明液体，沿淋巴管道向心性流动，途中经过若干淋巴结，最后流入静脉。因此，从体循环的角度来看，一般将淋巴系统视为静脉系的辅助部分。

淋巴器官主要由淋巴组织构成。包括淋巴结、脾、胸腺和扁桃体等，具有制造淋巴细胞、过滤异物、吞噬细菌和产生抗体的作用。淋巴组织还分布在消化管和呼吸道的黏膜内。淋巴系统不仅参与体液循环，而且具有造血和免疫的功能，是人体重要的防御装置之一。

在体内的各种系统中，淋巴系统很少被视为一个重要系统而被提及。然而，如果没有淋巴系统，心血管系统将停止功能运转，并且免疫系统将受到损害。

淋巴治疗仪是一种带有非特异电流对淋巴系统做功的电流刺激仪。它通过刺激和调控淋巴系统，根据预设的程序达到预期的治疗目的。被传送至接触电极之间的平滑肌组织。电流穿越各种机体组织，可以产生基本收缩而导致肌肉泵效应，因此可以提高淋巴液回流和静脉回流，从而放松肌肉群。这种回流循环的刺激激活作用能够提高所有的细胞间的物质交换，在淋巴系统上的这种作用易化了全部体液的动态过程从而起到如下作用：

（1）提高组织间液的回流、激活细胞间的物质交换、淋巴和静脉系统的清运和回流；

（2）加快动脉血供、水肿和血肿的消退；

（3）消除肌肉的瘢痕、组织充血；

（4）预防深静脉血栓的形成、预防肺动脉栓塞、预防术中术后出血；

（5）活化淋巴液回流、清运由于闭塞导致的废物堆积；

（6）恢复被阻断的细胞间和组织间的物质交换；

（7）缓解骨骼肌紧张及由于紧张所造成的问题。

## （二）淋巴治疗仪的作用

淋巴治疗仪的治疗作用见表 5 – 14 ~ 表 5 – 22。

表 5 – 14　淋巴治疗仪在术后中的治疗作用

| 适应证 | | 治疗方法 |
|---|---|---|
| 术后 | 治疗水肿、松解组织及去除充血 | 术后每天 1 ~ 4 次，每次 20min 的治疗，直到恢复正常的生活状态 |
| | 加快瘢痕形成的速度 | |
| | 减轻组织炎症和反应性疼痛 | |
| | 预防深静脉血栓形成和肺动脉栓塞 | |

表 5 – 15　淋巴治疗仪在创伤中的治疗作用

| 适应证 | | 治疗方法 |
|---|---|---|
| 创伤 | 可以减轻创伤后水肿及血肿 | 每天 1 ~ 4 次，每次 20min 的治疗（或者每个康复时段之前做一次 20min 治疗）直至恢复正常生活状态 |
| | 加速瘢痕化过程，加快各种组织瘢痕形成 | |
| | 减轻反应性组织炎症 | |
| | 增加组织间质的物质交换 | |
| | 治疗反应性疼痛 | |

表5-16　淋巴治疗仪在风湿病中的治疗作用

| 适应证 | | 治疗方法 |
| --- | --- | --- |
| 风湿病 | 组织松解和解除充血 | 每天1~4次，每次20min的治疗，或者每个康复时段之前做一次20min的治疗，直至恢复正常生活状态 |
| | 加速被治疗的各种组织（韧带、肌腱等）的瘢痕化形成过程 | |
| | 消除组织炎症 | |
| | 增加组织间质的物质交换 | |
| | 治疗反应性疼痛 | |

表5-17　淋巴治疗仪在运动创伤中的治疗作用

| 适应证 | | 治疗方法 |
| --- | --- | --- |
| 运动创伤 | 治疗及减轻创伤后水肿和血肿 | △创伤后每天1~4次，每次20min的治疗，或者每个康复时段之前做一次20min治疗，直至恢复正常状态 |
| | 放松组织细胞及去除充血反应 | △预防：训练前或后做一次20min的治疗 |
| | 加速各种被治疗组织的瘢痕化过程 | |
| | 减轻反应性组织炎症 | △比赛过程中：如果出现严重的肌肉疲劳，在半场休息时做5min治疗 |
| | 增加组织间质的物质交换，治疗反应性疼痛 | |

表5-18　淋巴治疗仪在静脉病中的治疗作用

| 适应证 | | 治疗方法 |
| --- | --- | --- |
| 静脉病 | 淋巴系统和静脉系统疾病的治疗和预防 | △每周2~3次，每次10min、15min或者20min的治疗 |
| | 功能性水肿的治疗 | △预防性治疗应每年做2~3个疗程（10次为一疗程），时间安排以每周2~3次，每次20min为宜 |
| | 静脉曲张性溃疡的治疗 | |
| | 预防深静脉血栓形成 | |

表5-19　淋巴治疗仪在循环方面的问题中的治疗作用

| 适应证 | | 治疗方法 |
| --- | --- | --- |
| 循环方面的问题（静脉和淋巴系统） | 治疗及预防静脉和淋巴系统的疾病 | △对陈旧性象皮肿（纤维化）等疾病，每日1次，每次20min的治疗 |
| | 水肿的治疗 | △对其他病例的治疗，时间从10min、15min或者20min酌情调整，每周2~3次 |
| | 预防深静脉血栓的形成 | |
| | 治疗静脉曲张 | △预防性治疗以每年2~3个疗程，10次为一个疗程，每周2~3次，每次20min的频率进行为宜 |
| | 治疗淋巴性水肿 | |
| | 治疗反应性纤维化 | |

表 5 – 20　淋巴治疗仪在美容治疗中的治疗作用

| | 适应证 | 治疗方法 |
|---|---|---|
| 美容治疗 | 治疗静脉性水肿和淋巴性水肿 | △术前做 4 ~ 5 次，每次 20min 时间的治疗 |
| | 术后血肿的治疗 | △手术全程使用淋巴治疗仪 |
| | 放松组织细胞及解除充血反应 | △术后，每天做 1 ~ 4 次，每次 20min 治疗，直至炎症、血肿和充血反应消失为止 |
| | 加速瘢痕化过程 | |
| | 增加组织间质的物质交换 | △以瘦身健美为目的的治疗，每年做 2 ~ 4 个疗程，每周 2 ~ 3 次，每次 20min |
| | 清运反应性疼痛 | |

表 5 – 21　淋巴治疗仪在产科中的治疗作用

| | 适应证 | 治疗方法 |
|---|---|---|
| 产科（产后） | 解除组织充血反应（下肢、盆腔区域） | 每次 20min 的治疗，每周 2 ~ 3 次 △住院期间每日 1 次，每次 20min 时间治疗直至出院 |
| | 治疗和预防充血静脉和淋巴系统的疾病状态 | |
| | 预防深静脉血栓的形成 | |
| | 预防功能性静脉曲张 | |
| 备注 | 单独刺激下肢时将一只电极放在髋臼处，另一只电极放在同侧肢体腘窝处或者足底处 | |

表 5 – 22　淋巴治疗仪在老年病中的治疗作用

| | 适应证 | 治疗方法 |
|---|---|---|
| 老年病 | 改善动脉和淋巴系统的微循环 | △病情严重者每日 1 次，每次 20min 治疗每次 20min，每周 2 ~ 3 次 |
| | 加速瘢痕形成过程 | |
| | 功能性水肿的治疗和预防 | |
| | 预防深静脉血栓形成和肺动脉栓塞 | |

## （三）淋巴治疗仪的性能与禁忌证

### 1. 性能

淋巴治疗仪是一种低频的电流刺激治疗仪。淋巴治疗仪的所有功能都是由微处理器控制，在使用过程中会对所有重要部件进行持续监控，以及终止操作步骤中的错误启动。在开机后，仪器会进行常规的自我检测，检查仪器的所有功能。淋巴治疗仪在治疗区域，激活组织中物质交换过程。刺激和调节淋巴系统，重建体液的动态平衡状态。

**备注：** 在使用过程中，操作者首先要经过培训，培训合格后才可以操作该仪器设备。

### 2. 禁忌证

使用淋巴治疗仪的禁忌证和其他电子治疗仪的禁忌证相似，具体如下：

（1）急性炎症期的患者及有发热倾向的患者；严重的组织感染。

（2）孕妇、恶性肿瘤患者、安装心脏起搏器和其他刺激性体内植入物的患者。

（3）痉挛性瘫痪的患者、有严重的皮肤破损的患者。

**备注：** 不要在患者心脏前后区域及附近使用电流刺激治疗。

## （四）仪器的控制和显示

治疗仪的液晶显示屏被分为不同的功能区，在操作上清晰而又简便。微处理器实时监测与安全有关的仪器部件，可以及时终止错误启动。接通电源开机后，设备会进行常规的自我检查，并显示可能出现的仪器功能不良状态。一旦设备出现功能状态不良，设备会切断输出。

### 1. 电源

仪器的后侧分布有电源舱，电源舱内有外接电源、保险丝和电源的开关。使用外接电源时，要使用和设备匹配的电源线。淋巴治疗仪的电源开关使用的是集成电源开关，打开电源后，仪器自动执行自检程序。

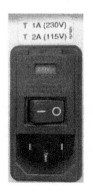

设定电路电压，更换保险丝，在电源舱内通过使用可转动的保险丝载体，就可以实现仪器电源由115V向230V电压的简单切换。保险丝位于电源舱后盖下。用1A保险丝更换2A保险丝后，转动保险丝载体180°，然后再次插入保险丝的后盖，被重新关闭以后，电源舱的"红色窗口"的读数为"230V"。

**备注：**保证在原舱内设置电路电压与供电电路电压一致。

**2. 显示**

通过使用资讯选择器，可以选择不同水平的仪器菜单和参数。

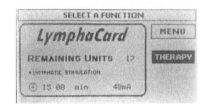

**3. 数据选择器**

在治疗中可以使用数据选择器选择需要的治疗参数，同时，可以借助光标来操控一切。

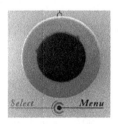

选择治疗参数是通过转动数据选择器，移动光标至需要的区域。按压选择器以后（光标开始闪烁），这时借助转动选择器选定治疗参数，确认所选的数值后再次按压数据选择器（光标停止闪烁）。确认过的数值会在显示屏的相关位置上显示。

**4. 电流强度控制器**

电流强度控制器是用于设定治疗剂量（电流强度）。剂量强度递增或递减以1mA为单位。当转动电流强度控制器增加电流强度时，在显示中的治疗定时器同时开始启动。每当把电流强度控制减小到0时，减弱信号"intens"会显示在显示屏上。

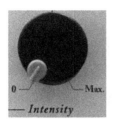

淋巴治疗仪可以自动关闭输出电流，在电流被中断时起作用，并且关闭通向电极的电流。例如，在实际应用过程中，如果一只电极从患者身上脱落，或者患者导联与插座的连接不佳时，在显示上将出现"检查电极"字样的提示信息，这时电流将自动减小至最小的基础电流。当排除错误后，电流又自动回升到先前的设置数值。"检查电极"字样会在显示屏上消失。

### 5. 脉冲显示器

通过脉冲显示器可以监控电流模式和电流强度。当微处理器产生脉冲时，脉冲显示器会出现闪烁。当治疗定时器自动减小电流强度时，显示器将停止闪烁，使用电流强度控制扭将电流强度减小至 0 时，脉冲显示器将重新开始闪烁。

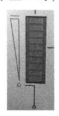

### 6. 患者电流显示器

在大部分情况下，每当患者开始感受到一种清晰的电流时，发光二极管开始闪烁。

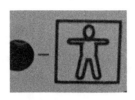

如果在治疗过程中，患者电流显示器没有出现闪烁，操作者需要实行仪器自检及观察显示器是否闪烁，如果检查后，在治疗中患者电流显示器仍然没有出现闪烁，则需要检查一下仪器的相关附件（如电极等），甚至需要更换附件。

### 7. 输出显示器

输出显示器主要是提示作用，由于患者导联连接器是有电的，提示操作者在摆放电极时需要谨慎。

**备注**：当有电流通过时，操作者不要触到电极。

### 8. 患者导联连接器

患者导联连接器是用来插入患者的导联。患者导联连接器可插入的电极有电极板、粘贴电极及其他类型的电极，这些电极均可以插入患者导联。

患者导联的连接方式：患者导联连接器的颜色帮助操作者正确连接电极至两个环路中，通过颜色可以正确分辨电极的极性。

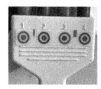

## （五）菜单概观

### 1. 菜单水平 1

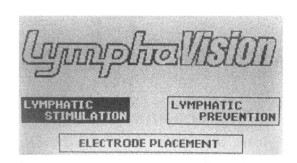

以下的功能在菜单水平 1 中是有用的。

"LYMPHATIC STIMULATION" 直接进入菜单水平 3

"LYMPHATIC PREVENTION" 直接进入菜单水平 3

"ELECTRODE PLACEMENT" 直接进入菜单水平 2

## 2. 菜单水平 2

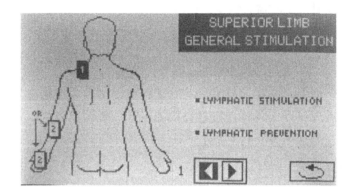

界面提示的是在身体的不同区域电极应该附着的位置。

以下的功能在菜单水平 2 中是有用的。

"LYMPHATIC STIMULATION" 直接进入菜单水平 3

"LYMPHATIC PREVENTION" 直接进入菜单水平 3

◀▶ 通过移动光标确定其他的电极置放的样式。

↰ 返回到菜单水平 1。

## 3. 菜单水平 3

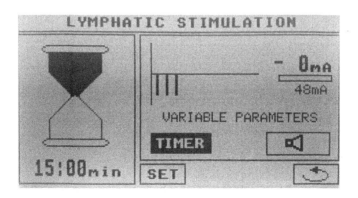

在菜单水平 3 有下列功能：

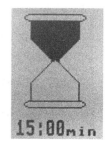

△定时器可以在 1min 至 5h 连续可调，每次可以增加 1min 或者 15min。在治疗期间，可以随时调整治疗时间，但是不可以在调高电流强度的时候延长治疗时间。

△当调高电流强度时，定时器开始工作计时。在治疗结束后，定时器会发出提示音并且提示熄灭电流强度显示。旋转电流强度按钮至 0 时，定时器会恢复到先前的设置。

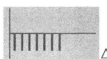△显示脉冲系列及脉冲的极性。

△长方形条框上面的粗大数值显示的是目前使用的电流强度数值，以及患者导联上红色连接器当前的极性。长方形条框下面的小字显示的是预置的电流强度。

△进入建立菜单。**SET**

△回到菜单水平 1。

### 4. 全菜单水平

（1）出现 "CHECK ELECTRODES" 字样，亮灯或闪烁表示电极放置出错，电极放置应用不当或者电极损坏（自动切断输出电流）。

（2）出现 "INTENS" 字样，闪烁时表示电流强度被降到 0，这条信息在治疗结束时闪烁，激活自动关闭机制，电流强度被强制性降到 0。

### 5. 菜单水平的等级

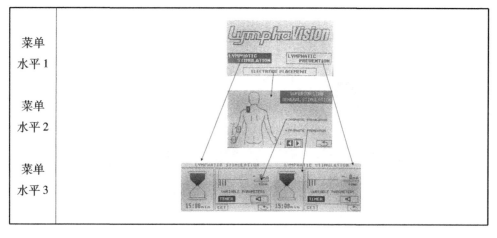

## （六）操作要点

### 1. 仪器的连接与启动

（1）连接治疗装置。

①检查仪器的操作电压与线路电压的一致性。

②将供电电源导联牢固地插进仪器的后部，并连接在插口槽中。

（2）启动仪器。

①首先确认仪器处于关闭状态。

②旋转电流强度控制钮归位至0。

③打开设备的电源开关后，设备执行常规的自动自我检测，检查设备的功能和输出值。

④参考治疗步骤。

### 2. 仪器功能自检

（1）将设备的电流强度控制钮旋转归位至0。

（2）用电源关机，然后打开，仪器执行常规的自动自我检测，检查仪器的功能和输出值，发出一个提示音后，设备进入准备状态，此时处在菜单水平1。

### 3. 仪器出错显示

如果在仪器进行自我检测或者在操作过程中出现被检测到的功能故障，在显示屏上会显示相关提示信息。通过错误代码可以尽快找到问题所在。

## （七）治疗

### 1. 电极的准备和附着

（1）根据指示图的提示将患者导联插入患者导联连接器。

（2）根据患者导联连接器的描述，将电极板电极或者粘贴电极的连接导联插进患者导联。

（3）在附着电极之前，首先检查患者需要治疗部位的皮肤区域是否存在瘢痕或者损伤，若存在瘢痕或损伤，则需要避开受损组织。

（4）根据治疗区域选择电极尺寸时应遵循下列原则：

①电极面积按需要尽量要小；

②覆盖面积尽可能要大；

③较大面积的电极通常使患者感到治疗更加舒适。

（5）在附着电极之前，操作者要确认电流强度控制钮被归位至0。

（6）电极板：

①首先采用自来水或是1%的生理盐水浸湿衬垫，将电极板插进充分湿润的衬垫内。

②在患者皮肤上附着电极，确保电极表面全部与患者皮肤接触良好，纤维衬垫较厚的一侧朝向患者皮肤。使用尼龙搭扣条带固定好电极。

（7）粘贴电极。

①根据实际需要，在患者身体区域放置及附着电极。

②要确保已经正确地粘贴了电极，即电极的全部表面已经和患者皮肤接触良好。

**备注**：选择合适尺寸电极进行粘贴，保证有效的电流密度不要超过 $2mA/cm^2$。

### 2. 选择治疗参数

从菜单水平2开始，进入治疗程序的方式有两种：一种是直接进入治疗程序，适用于需要按照治疗程序和治疗参数进行的治疗；另一种是通过电极置放进入治疗，需要仪器显示电极放置建议时，可以使用这种方式。

（1）直接进入治疗。

如果目前处在菜单水平2，可以按如下方式进行：

①选择治疗，直接移动进入菜单水平3，立即启动治疗。

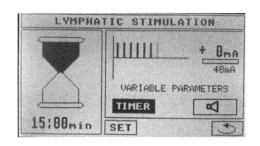

在菜单水平3仍然可以调整治疗时间、激活声标、进入建立菜单及回到菜单

水平 1。

②调大电流强度以启动治疗。

治疗完成后，仪器会发出一个提示音，并且电流强度值熄灭，显示器上"INTENS"字样开始闪烁，将电流强度控制按钮旋转归位到 0。

（2）通过电极置放进入治疗。

如果在菜单水平 2 选择 MENU，然后选择 ELECTRODE PLACMENT 键，将进入菜单水平 4 并看到电极放置建议。

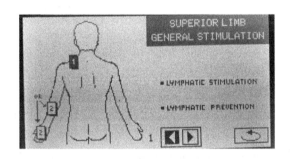

在菜单水平 2 中，可以确认关于电极放置的建议。按压箭头键，滚动浏览有关建议。从淋巴刺激治疗或者淋巴预防治疗二者之间选定其中一种，然后进入菜单水平 3 进行相应治疗种类，按照直接进入治疗的步骤进行治疗。

## （八）安装菜单

不需要改动的各种参数，可以建立菜单，在菜单水平 3 选择 SET 按键，进入建立菜单。

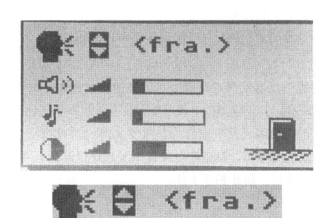

建立菜单过程中，可选择下列值。

·设置对话语言，在显示屏上可能的值为：– us – engl（英语—美语）、– engl（英语—加拿大和英国）、– fra（法语）、– germ（德语）。

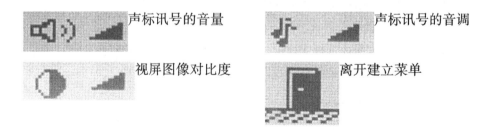

声标讯号的音量　　　　　　　　　　声标讯号的音调

视屏图像对比度　　　　　　　　　　离开建立菜单

通过以下操作可以改变治疗参数：

（1）首先打开设备开关。

（2）选择 LYMPHATIC STIMULATION 或 LYMPHATIC PREVENTION 键直接进入菜单水平 3。

（3）通过按压 SET 键，进入建立菜单。输入治疗需要改动的参数值。

（4）离开安装菜单，选定的重新设置值即刻生效。

## （九）注意事项

（1）不要在温度剧烈变化的环境下使用仪器设备，防止仪器内部出现冷凝结，在环境和仪器达到温度平衡后再启动仪器。

仪器运输和贮存时的环境要求为：周围环境温度范围为 – 40 ~ 70℃、相对湿度范围为 10% ~ 100% 包括水凝结在内、环境压力范围为 500 ~ 1060mbar。

（2）操作者需要严格按照操作说明进行设备的操作使用。

（3）不可以在具有可燃性气体（如麻醉性气体混合物、氧气及硝酸氧化物）的情况下使用。

（4）操作过程中仪器发射电磁波。在设备使用过程中，需要和其他电子设备之间保持安全距离。其他仪器的电磁波辐射也会干扰影响淋巴治疗仪。

（5）请勿同时将患者连接在高频外科仪器和淋巴治疗仪上，若同时连接容易造成患者在电极下的烧伤。禁止在短波或微波治疗仪开启时在其附近（如 1m 左右）操作淋巴治疗仪，防止相互干扰。

# 第六章　超声波疗法

## 第一节　概述

### 一、概述

波是振动的传播，有机械波和电磁波两种。声波属于机械波，是指物体机械振动产生的能在介质中传播的一种纵波。正常人可听到的声波频率是 16～20kHz，称为声音。20kHz 以上的声波称为超声，16Hz 以下的声波称为次声。超声和次声是人耳听不到的。超声波是指频率在 20kHz 以上不能引起正常人听觉反应的机械振动波。超声波疗法是指应用超声波作用于人体，以达到治疗疾病目的的一种物理治疗方法。

超声波可以依靠介质在固体、气体、液体中传播，但是不能在真空中传播。超声波的波长非常短，可以将狭小的发射线束聚集成束状直线播散，因此，超声波的传播具有一定的方向性。声波的传播速度与声波的频率无关，但是和传播的介质的特性有关。同一频率的声波在不同介质中的传播速度不同，不同频率的声波在同一介质中的传播速度也不相同。声波在人体组织中的传播速度为 1400～1500m/s。随着介质温度的上升，声波的传播速度也随之增加，气温每升高 1℃，声速增加约 0.6m/s。

声波在传播过程中遇到厚度小于声波波长的微小粒子时，会形成散射。但是，当声源直径大于波长时，声波会呈现出直线传播。声波频率越高越集中成束射，应用超声的声头直径一般为其波长的 6 倍以上，因此越接近声头的中心，声束的强度越强并形成束射。

超声波的传播距离和频率有关，频率越高传播距离越近，频率越低则传播距离越远。同时，超声波的传播距离又与介质有关。同一频率的超声作用于不同的介质,其穿透的深度也不相同,1000kHz 频率的超声能穿透 300cm 的水、150cm 的血浆、50cm 的血液、8cm 的脂肪、6cm 的肝脏、4.5cm 的肌肉。

声波具有反射、折射与聚焦的特性。声波在界面被反射的程度完全取决于两种介质的声阻,声阻相差越大,反射程度也越大,声阻相同的两种介质,反射程度最小。如空气、液体或固体的声阻相差很大,声波很难由空气进入固体或液体,也很难由固体或液体进入空气,所以在超声波治疗时,为了使超声波声头与治疗部位能够密切接触,避免介入空气,必须在治疗体表及声头之间加上接触剂,因为即使在人体与声头之间仅 0.01mm 厚的空气也能使超声波全部被反射。

在介质中传播时,超声可以引起介质分子的振动与碰撞从而产生热量,因此,超声的强度会随着传播距离而减弱,超声能量被吸收,称为超声波的衰减。超声的吸收与介质的密度、黏滞性、超声的频率及导热性有关。超声在气体中被吸收最多,在固体中被吸收最少,在液体中被吸收介于气体和固体之间。一种介质对超声波的吸收能力可以用半吸收层来表示,是指超声波在某种介质中衰减至原来能量一半时的厚度,即穿行距离,通常用来表明一种介质对超声波的吸收能力,或者超声波在某一介质中的穿透能力。例如,声强为 $10W/cm^2$ 的束射超声波,当通过 3.6cm 厚的肌肉后将降低为 $5W/cm^2$,在经过 7.2cm 后将降低为 $2.5W/cm^2$。半吸收层厚度越大,说明介质吸收超声波的能力越弱,超声波的穿透能力越强;半吸收层厚度小,则情况相反。

同一生物组织对不同频率的超声波的吸收不同,其吸收系数与超声波频率的平方成正比,即超声频率越高,在同一生物组织中传播时吸收的超声波越多,半吸收层越小,穿透能力越弱。例如,90kHz 的超声波可以穿透 10cm 的软组织,0.8MHz 的超声波可以穿透 3.6cm 的肌肉层,但是 2.5MHz 的超声在肌肉层只穿透 0.5cm。由于低频率的超声波穿透能力强,用在表浅部位的治疗时产生有效的治疗作用较弱,因此适用于深部组织的治疗。过高频率的超声波由于穿透能力弱,用在深部组织治疗时剂量较小,更适用于用在表浅部位的治疗。临床上常用于物理治疗的超声波频率为 800~1000kHz,穿透深度约为 5cm。

## 二、超声波治疗作用

超声波具有超声机械作用及温热作用等。

超声波可以促进机体局部的血液淋巴循环,加强新陈代谢,提高组织的再生能力和营养状况。可以降低神经组织的生物电活动性及脊髓反射幅度,抑制反射传递,从而起到明显的镇痛作用。大剂量超声波的机械作用可以引起生物体破坏性改变，可以杀灭细菌，常用于饮水消毒，对超声波最敏感的是丝状菌，其次是杆菌，球菌最不敏感。

超声波温热作用是一种组织"内生热"的过程，是组织吸收声能使机械能转变为热能的过程。超声波在机体组织中传播时的机械作用，使组织质点交替地压缩和伸展出现压力差而产生热能；在传播过程中，组织吸收声能转变成热能；超声波通过不同组织的界面（如皮下组织与肌肉交界处、肌肉与骨骼交界处）时，形成反射而产生热。除此之外，超声波在体液或组织中的空化作用也会产生局部高温。

超声产热量大小与超声频率、剂量及介质性质有关。不同频率的超声波在介质内产热不同。超声波频率越高，穿透越浅，吸收越多，产热也越多。剂量越高，声强越大，热作用越强。在超声波实际治疗中，需要使用者不断地移动声头的作用位置，防止在局部作用时间过长、剂量过大出现热量过高，造成不必要的损伤。各种生物组织对超声波的吸收量不同，半吸收层越小，吸收能量越多，产热越多。同种剂量下，骨与结缔组织产热最多，脂肪与血液产热最少，肌肉组织产热居中。超声波产生的热大部分由血液循环带走，但当超声波作用于角膜、晶状体、玻璃体、睾丸等血液循环少的组织时，要注意组织过热，避免发生损害。

超声波对机体组织的治疗作用主要包括以下 8 个方面。

**1. 对神经系统的影响**

神经系统对超声波非常敏感。中枢神经的敏感性高于周围神经，神经元的敏感性高于神经纤维和胶质细胞。

由于脑组织对超声波异常敏感，连续、固定、大剂量的超声波会引起脑组织不可逆的损伤。以往认为脑部为超声波的应用禁忌，但有研究显示，使用小剂量的脉冲超声波移动法作用于头部时，由于头皮及颅骨的吸收和反射，透入颅内的超声波总量只有 2.5% ~ 20%，对脑组织无损害。可以应用在脑卒中、脑外伤、脑瘫等疾病的治疗。

对于周围神经，一定剂量内的超声波作用于神经组织，可以引起神经的兴奋性增高，加快传导速度，可以促进损伤神经的愈合。因此对神经炎、神经痛等周围神经疾病可以起到明显的镇痛作用，但是在使用中要严格掌握治疗剂量，超过一定的剂量会导致神经形态和功能上不可逆的改变。

**2. 对肌肉及结缔组织的作用**

横纹肌对超声波较为敏感，治疗剂量的超声波可以降低挛缩肌肉的张力，松弛肌纤维而解除痉挛。但是结缔组织对超声波敏感性较差，对有组织缺损的伤口，小剂量超声波可以刺激结缔组织增生；中等剂量的超声波对过度增生的瘢痕结缔组织及增生性骨关节病可以起到软化消散的作用。

### 3. 对骨骼组织的作用

骨骼声阻较大，对超声波吸收较好，骨膜部位由于界面反射会聚积较大能量，超声波的作用剂量过大时可引起骨膜疼痛；但是，小剂量超声波（连续式 $0.1 \sim 0.4 \text{W/cm}^2$、脉冲式 $0.4 \sim 1\text{W/cm}^2$）可促进骨痂生长；中等剂量超声波（$1 \sim 2\text{W/cm}^2$）会引起骨发育不全，所以严禁在幼儿骨骺处使用超声波。大剂量超声波则会延缓骨愈合，并损害骨髓，一般认为超声波移动法治疗剂量不可以大于 $3.25\text{W/cm}^2$，此治疗剂量为危险剂量。

### 4. 对心脏的作用

$0.75 \sim 1.25\text{W/cm}^2$ 的脉冲超声移动法作用于心前区，可以有效地扩张冠心患者的冠状动脉，并解除血管痉挛，增强心肌收缩力，促进侧支循环及心肌细胞修复。大剂量的超声波的应用可以引起心脏活动能力和节律的改变，诱发心绞痛，造成出血，严重时甚至发生心律失常，减慢心率，导致心搏骤停。

### 5. 对眼睛的作用

由于眼睛特殊的解剖结构特点及含有丰富的液体成分，对超声波作用敏感，容易产生积聚热而导致损伤。小剂量的超声波可以有效地减轻炎症反应，促进炎症的吸收和组织修复，改善血液循环，刺激角膜再生。适用于治疗玻璃体浑浊、视网膜炎、眼内出血、外伤性白内障等眼科疾病。大剂量的超声波会引起损害性疾病，如结膜充血、晶体损害性白内障、角膜水肿等。

### 6. 对皮肤的作用

由于人体不同部位的皮肤对超声的敏感度不同（四肢＜腹部＜面部）。超声波在治疗剂量使用时，皮肤有轻微刺感、温热感及轻微充血，但无明显红斑，可以改善皮肤营养状况、促进真皮组织再生，增强部分汗腺分泌。超声波在固定法或较大剂量使用时，皮肤可有明显的热感及灼痛，甚至会引起表皮及真皮坏死。患者使用中若若出现疼痛感，则提示超声波治疗剂量超过阈值，因此对于有皮肤感觉障碍者，操作者在使用时尤其需要引起注意，避免皮肤灼伤。

### 7. 对泌尿生殖系统的作用

生殖器官及腺体对超声波均很敏感。小剂量的超声波可以刺激卵巢的功能，促进卵泡形成，子宫内膜蜕变周期提前，还可以防止盆腔附件组织内渗出物机化，疏通输卵管，减少粘连，软化瘢痕，提高精子的活动率，增加受孕率，可以治疗由以上原因引起的不孕不育。相反，中等剂量的超声波会起到抑制作用，多用于可逆性避孕方法的研究。大剂量的超声波则会引起卵巢及睾丸功能的破坏，引起损伤，使卵泡变性，精子萎缩。

小剂量超声波对肾组织是有益的，可以促进肾脏组织细胞的生长，扩张肾脏血管，促进肾脏血液循环；大剂量的超声波则可以使肾脏细胞坏死、变性、毛细血管和小静脉渗出、充血、出血，甚至引起严重的尿毒症和酸中毒。

### 8. 其他系统

在适量超声波的作用下，可以促进胃酸分泌和肠蠕动增强，帮助消化。大剂量的超声波则会引起胃肠的淤血、水肿、出血，甚至坏死或穿孔。对于甲状腺，适量的超声波可以促进甲状腺吸收碘的功能。适量超声波可以促进肝细胞再生，改善肝脏功能，促进胆汁分泌，剂量过大则作用相反。

## 三、超声波的适应证及禁忌证

### 1. 适应证

（1）颈肩腰腿痛、扭挫伤、肌痛、肱骨外上髁炎、肩关节撞击综合征、颈椎病、肩周炎、强直性脊柱炎、腰间盘突出、颞颌关节炎、冻疮、冻伤、半月板损伤、髌骨软化、骨折、腱鞘炎等。

（2）术后瘢痕粘连、注射后硬结、硬皮症、血肿机化、雷诺病、结节性疾病。

（3）作用于局部及相应的神经节段时可以治疗神经炎、神经痛、三叉神经痛、坐骨神经痛、幻肢痛、肋间神经痛等神经性疼痛。

（4）各种慢性疾病，包括支气管哮喘、冠心病、高血压、耳鸣、胆囊炎、功能性便秘、耳聋、玻璃体浑浊、青光眼、白内障、脑卒中、脑外伤后遗症。

（5）尿路结石、前列腺炎、盆腔炎、附件炎、输卵管闭塞、痛经。

（6）带状疱疹、乳腺炎、肢体溃疡等。

### 2. 禁忌证

（1）恶性肿瘤（超声治癌技术除外）、活动性肺结核、严重心脏患者的心区和交感神经神经节及迷走神经部位、出血倾向、消化道大面积溃疡、严重支气管扩张。静脉血栓的病区禁用。

（2）妊娠（早期）妇女下腹部、小儿骨骺禁用。

（3）在头部、眼睛、心脏、生殖器部位治疗时要严格掌握剂量。

（4）化脓性炎症、急性败血症、持续性高热。

（5）多发性血管硬化、血栓性静脉炎。

（6）高度近视患者的眼部及邻近部位。

（7）放射线或同位素治疗期间及治疗后半年内。

## 四、常规超声波治疗仪的操作

### （一）操作程序

#### 1. 直接接触法

适用于治疗区域比较平整并规则。在治疗开始前，嘱咐患者除去身上的金属物品和电子物品，如手表、手机等，选取患者感觉舒适的体位并裸露治疗部位。在治疗过程中，治疗头以治疗部位为中心做较小的同心圆运动。

#### 2. 固定法

用于痛点、穴位、神经根和病变较小的部位的治疗。操作者将治疗头以适当压力固定于治疗部位，超声强度不得大于 $0.5W/cm^2$，治疗时间为 $3 \sim 5min$。

#### 3. 水下治疗

适用于治疗头直接接触的疼痛部位及带有骨结节的部位（如手部与脚踝）的治疗，接受治疗的部位需要完全浸入水中，治疗头与皮肤表面需要保持 $1 \sim 2cm$ 的距离。在治疗过程中，治疗头可以固定一个位置，也可以在治疗部位做同心圆移动。治疗头表面与治疗部位皮肤表面保持平行，这样可以减少折射作用。

### 4. 水袋法

将不含气体的水袋置于体表不平的治疗部位，水袋与皮肤及治疗头之间均涂抹接触剂（如耦合剂），操作者以适当压力将治疗头压在水袋上，一般按直接接触法的方法进行治疗。

### 5. 治疗药物透入疗法

将治疗所需要的药物充分混入接触剂中（代替耦合剂）或直接以药物乳剂作为接触剂治疗，操作方法与直接接触法相同。

## （二）操作要领及注意事项

（1）在操作过程中治疗头不可空载，空载会损坏晶体。在治疗过程中需要使用耦合剂作为接触介质，先使治疗头与皮肤紧密接触，或置在水中，再进行调节输出。

（2）采用固定法进行治疗时或在皮下骨突部位治疗时，要严格掌握超声波强度，强度宜小于 $0.5W/cm^2$。

（3）水下法所使用的水必须是经过煮沸的水，经过冷却后再缓慢灌注，以防止激起水泡、气泡等进入水中。

（4）防止超声波的电线出现卷曲或扭转。要注意保护超声波的治疗头，切勿碰撞。防止超声治疗头出现干烧。在未安装超声治疗头时严禁开机。严禁在治疗过程中改变各项参数和按键。

（5）耦合剂在皮肤表面应涂抹均匀，在操作过程中治疗头与皮肤紧密贴合，不得有任何细微间隙。采用水下法时皮肤上不得有气泡。

（6）操作者不得直接手持治疗头，治疗头握柄上要用网套保护或操作人员戴好手套。

（7）超声药物透入时，禁止使用对患者过敏和对治疗头有腐蚀性的药物，慎用对皮肤有刺激性的药物。

（8）在使用超声波治疗过程中，若发现治疗头出现过热的现象，需要暂停一段时间，等待设备恢复后再继续使用。在使用过程中请注意机器和治疗头的散热。

（9）若使用仪器时出现设备报警现象，首先关闭电源开关，隔一段时间后再次启动使用仪器。若仍出现无法继续使用的报警情况，操作者需要详细阅读说明使用方法查找仪器出现的故障，之后再使用。

# 第二节　超声治疗仪操作使用方法

## 一、双频超声治疗仪的使用操作方法

### （一）简介

双频超声治疗仪的输出频率分为 1MHz 和 3MHz，具有双超声探头（分别为大面积和小面积的超声探头），同时适用于水下超声治疗。在治疗过程中，若超声探头与治疗区域接触面积不充分，设备会暂时停止超声能量的输出。操作者可以同时连接两个超声探头，在实际使用过程中根据需要选择适宜的探头类型。

### （二）注意事项

（1）设备在使用时需要处于有接地线的供电环境并符合国家和地方电气规范。

（2）设备不能在短波、微波透热的环境中使用，防止设备受到干扰而损坏电极。因此在设备开启时周围不要存在潜在的电磁干扰或其他干扰设备。

（3）该设备避免在含有易燃麻醉剂的空气、氧气和一氧化碳混合物的环境及潮湿的环境中使用，设备在使用时应该远离儿童。

### （三）超声治疗的用途

超声波治疗仪可以缓解局部疼痛、治疗肌肉痉挛和关节挛缩。超声治疗可以减轻慢性和亚急性疾病所引起的疼痛，适用于韧带扭伤、滑囊炎、肌腱炎、关节囊炎、上髁炎、瘢痕组织愈合和肌肉扭伤等病症的治疗。

#### 1. 适应证

超声通过超声探头高频振动产生一种机械能。机体组织逐渐吸收振动机械能将其转化为热能。热能促进机体组织发生生物变化，可以起到放松机体肌肉组织、缓解病变部位的疼痛并减轻关节挛缩的作用。

**2．禁忌证和超声的不良反应**

（1）损伤急性期等不适合热疗的情况。

（2）骨折愈合区；接近或位于骨生长中心，即儿童骨骺部位。

（3）存在恶性肿瘤的部位。

（4）生殖器官部位、孕妇。

（5）由于血液供应无法满足代谢的需求可能导致组织坏死，因此对于血管性疾病的组织缺血区不适用。

（6）治疗部位的感觉缺失；心脏、脑部、睾丸、眼睛等敏感部位；无意识的患者。

（7）体内佩戴心脏起搏器患者的胸区；体内有任何类型的金属置入物。

**3．注意和警告**

（1）有出血性疾病的患者在使用超声治疗时需要谨慎操作。

（2）由于疾病、手术、化疗、电离辐射治疗、局部或全身麻醉等原因导致患者的疼痛反应减弱时，超声治疗需要谨慎操作，防止出现灼伤等意外情况。若存在感觉迟钝或循环不良的身体部位严禁使用超声治疗，若确实需要超声治疗，操作者需要谨慎操作。

（3）操作者需要严格掌握超声治疗剂量，强热量可能会导致局部区域产生无菌性坏死。

**4．相关危险**

（1）由于在肩部上方区域进行超声治疗时，可能会伤害眼睛，因此操作需要在专业医生指导下方可进行。

（2）由于治疗效果的不确定性，因此不要对甲状腺、颈部淋巴结进行超声治疗。

**5．潜在的不良反应**

如白内障、增强药物活性、男性不育等。

**（四）相关参数**

（1）超声波的频率用 MHz 表示。超声频率决定超声穿透深度，该设备具有的最大值是 1MHz。能够设定的超声频率为 1MHz 和 3MHz。

（2）有效辐射面积（ERA）用 $cm^2$ 表示，表示超声束的穿透区域。超声探头的面积大小决定有效辐射面积。

（3）占空比用 % 表示，是指脉冲持续时间占脉冲周期的比率。超声设备有脉冲和持续两种输出模式，操作者根据实际需要进行选择。

（4）超声振幅是指超声能量和有效辐射面积的比值。显示时可以用 W 或者 $W/cm^2$ 表示。在脉冲模式下显示的是脉冲输出振幅，平均振幅为该显示值与占空比的乘积。

（5）超声能量即超声输出，设备在显示时有两种显示方式即 W 或者 $W/cm^2$。在脉冲模式下，显示的是脉冲输出能量，平均能量为该显示值与占空比的乘积。

## （五）操作说明

### 1. 接触控制

当超声探头与人体的接触低于一定水平时，设备会发出提示音，相应的指示信号灯号也会亮起。设备会显示暂停并且会发出"哗哗"的提示音，由于探头只是部分接触治疗区域，这时设备的能量输出比预设值要少很多。当患者使用过程中恢复接触时，将再次感觉到能量输出，此时设备自动恢复治疗。

### 2. 接触介质

超声探头和身体之间的接触媒介可以确保有效的能量转移，凝胶是超声波能量转移的最佳媒介。因此在使用过程中治疗区域需要超声探头充分接触这些凝胶，并且不停移动。请注意这种凝胶不要直接涂抹在超声探头上。

### 3. 治疗前

治疗前，应充分了解患者是否适用于超声治疗以及是否存在相关的禁忌证。测试治疗区域的温暖感觉。治疗区域的皮肤用肥皂或酒精进行清洁，若汗毛重者则要刮去。

### 4. 治疗期间

在治疗过程中，同半固定方法，操作者需要不断移动超声探头。在治疗过程中，由于声学波动引起的耦合，超声波振幅的显示值围绕设定值上下波动。随时观察患者的情况，根据实际情况调整治疗方式及剂量，超声设备在治疗过程中可以将连续方式改变为脉冲模式，也可以增大或减小振幅。若出现超声波传输不良现象，可以通过增加接触凝胶或扩大它们的接触面积进行改善。

### 5. 治疗后

治疗后，患者的皮肤和治疗头要用毛巾或纸巾擦拭，治疗头需要消毒。及时与患者沟通，确认治疗效果（如病痛、血液循环有无改善），反馈患者治疗效果，为今后治疗提供依据。

### （六）仪器开机显示

开机显示如下：

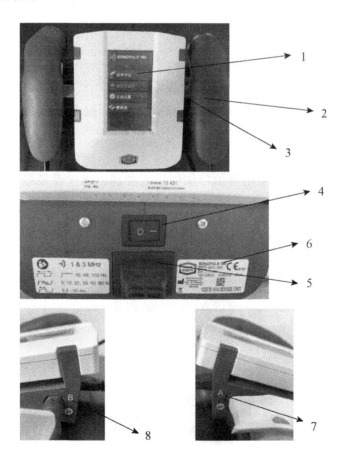

（1）液晶显示器：触摸屏彩色显示。

（2）超声接收器：多频率，有1MHz和3MHz两种。

（3）支持架：可以放在机器的左边或者右边。

（4）电源开关：电源开关切换，设备在关闭之后，仍会持续显示几秒钟（低能量方法）。

（5）电源线插孔：断开设备电源，拔掉电源线。

（6）型号/警告标签：提供了设备的基本信息，包括设备类型和序列号，以及连接数据电源电压和最大电流消耗。

（7）连接超声探头的插孔：左侧超声探头连接口。

（8）连接的超声波探头：右侧超声探头连接口。

## （七）仪器基本操作

### 1. 开启

（1）通过电源开关开启设备。

（2）开机后设备首先执行常规的自我检测。

（3）当自我检测结束后，设备进入显示主菜单，进入正常操作界面。

### 2. 主菜单

通过主菜单可以访问超声治疗仪的所有功能。通过设备图标选择所需的功能。

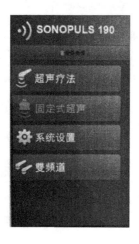

### 3. 系统设置

（1）语言设置：

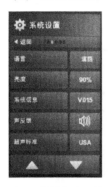
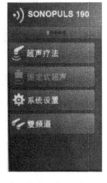
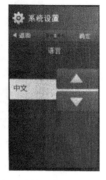

· 选择"系统设置"图标。　· 从列表中选择语言项。　· 通过上下键选择需要的语言后，
　　　　　　　　　　　　　　　　　　　　　　　　按确认键并返回上一个菜单。

（2）对比设置：

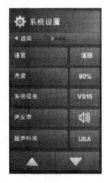
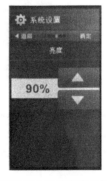

· 选择"亮度"的图标。　· 调整好合适的亮度后按确
　　　　　　　　　　　　　认键，返回上一个菜单。

（3）系统信息：

若要查看其他信息，操作者选择相应的信息图标即可，屏幕上会显示出相关硬件信息，最后按确认键，并返回上一个菜单。

### 4. 临床处方载入

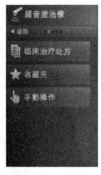
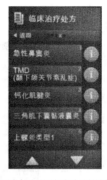

·最常见的超声波治疗方法。 选择临床治疗处方按键。

·选择列表中的治疗向导图标，列 表中显示更多的治疗信息。

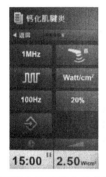
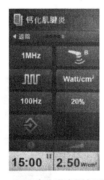
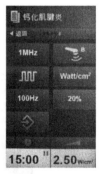

·屏幕上显示所有的参数，强度反应了治疗强度，也能进行其他参数的修改。

·通过确认强度图标进行强度设置。设定好后返回以前的菜单。

·治疗区域需要用耦合剂进行涂抹，探头与治疗区域充分接触后，治疗时间开始进入倒计时，若未足够接触，指示器将点亮，治疗时间会中断。

### 5. 手动操作

（1）超声频率：

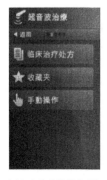
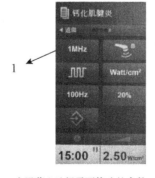
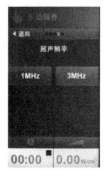

·选择"手动操作"界面。

·在屏幕上选择需要修改的参数。
·选择图标1修改频率。

·通过图标选择频率，1MHz 深 3MHz 浅，按确认键并返回上一个菜单。

（2）连续/脉冲模式：

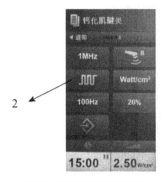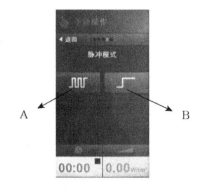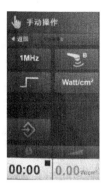

·图标2选择连续或脉冲模式。

·选择A或者B，A是脉冲模式，B是连续模式。

·选择连续脉冲模式后，其他参数有些不可用。

（3）脉冲频率：

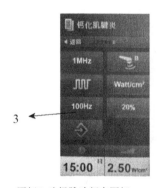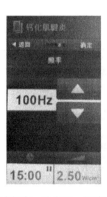

·图标3选择脉冲频率图标。

·选择脉冲频率，确定后，按确认键并返回上一个菜单。

（4）占空比：

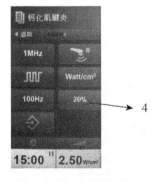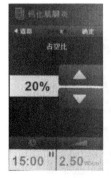

·图标4选择工作周期图标。

通过选择周期图标后

·有6种设置可选择80%、50%、33%、20%、10%和5%，确定后按确认键，并返回上一个菜单。

（5）治疗头选择：

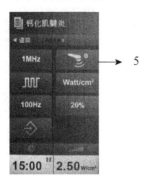 → 5

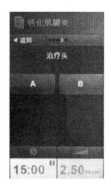

·图标5选择探头图标。

·选择探头 A 或探头 B。A 是左连接，B 是右连接。确定后，按确认键，并返回上一个菜单，正确连接探头。当没有探头连接时，界面出现灰色。

（6）单位：

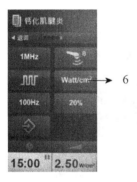 → 6

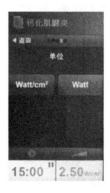

·图标6选择"单位"图标。

·选择需要的超声波强度。系统里有 2 个单位即 $W/cm^2$ 和 W，确认好单位后，按确认键，并返回上一个菜单。

（7）治疗时间：

7 ←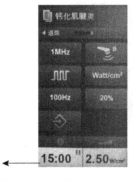

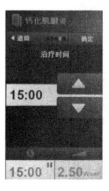

·图标7选择"治疗时间"图标。

·通过上下键设置治疗时间，确定后，按确认键，并返回上一个菜单。

（8）强度设定：

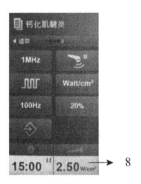

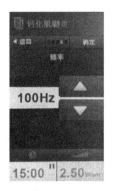

·图标 8 选择"强度"图标。

·通过上下键进行强度调节。确定后，按确认键，并返回上
　一个菜单。

## 6. 处方存储

可以在处方存储之前手动修改技术参数，今后治疗可以快速寻找并使用。

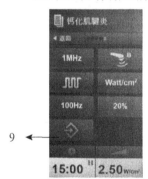

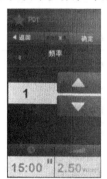

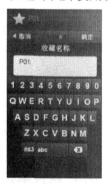

·图标 9 选择"存储"图标。

·选择一个项目号码图标，确
　认后，按确认键并返回上一
　个菜单。

·项目数字 0 是默认的启动设
　置。操作者可以根据实际需
　要进行命名。

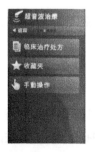

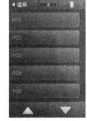

·选择"收藏夹"通过上下键，选择一个处方图标。

·需要在患者需要治疗的区域涂抹耦合剂，接触控制指灯关闭，治疗时间将开始倒计时表示治疗开
　始。如果治疗头和治疗区域接触不良，指示灯会亮起，治疗时间会中断。

## （八）超声参数

超声参数见表6-1。

**表6-1 超声参数表**

| | | |
|---|---|---|
| 主机 | 占空比5%~50% | 0~3W/cm² |
| | 占空比80% | 0~2.5W/cm² |
| | 占空比100% | 0~2W/cm²（连续超声） |
| 5cm²探头输出峰值 | 占空比5%~50% | 0~15W/cm² |
| | 占空比80% | 0~12W/cm² |
| | 占空比100% | 0~10W/cm²（连续超声） |
| 0.8cm²探头输出峰值 | 占空比5%~50% | 0~2.4W/cm² |
| | 占空比80% | 0~2W/cm² |
| | 占空比100% | 0~1.6W/cm²（连续超声） |
| 5cm²超声头 | 超声频率1MHz | 0.98MHz±2% |
| | 超声频率3MHz | 3.1MHz±2% |
| 0.8cm²超声头 | 超声频率1MHz | 0.98MHz±2% |
| | 超声频率3MHz | 3.1MHz±2% |

## （九）设备维护

### 1. 设备清洁

清洁设备装置需要先关机再拔掉电源，用湿布清洁设备，不能使用研磨清洁剂。

### 2. 清洁显示面板

由于显示面板包含一个抗反射涂层，清洗时需要操作者特别注意。使用柔软干燥的棉布或微纤维组织清洁面板。使用防腐蚀玻璃清洁剂去除指纹或油脂。

**备注**：在清洁过程中不要直接将喷雾清洁剂喷洒在玻璃面板上，应选用对设备无害的清洗剂。

# 第七章　光疗法

光疗法（phototherapy）是指应用人工光源或自然光辐射治疗疾病和促进机体康复的治疗方法。临床上常用的光疗法有红外线疗法、可见光疗法、紫外线疗法和激光疗法。可见光在光谱中位于红外线与紫外线之间，波长400~760nm，分为红、橙、黄、绿、青、蓝、紫七色光。其中红外线的波长最长（>760nm），位于红光之外，分为长波和短波两部分；紫外线的波长最短（<400nm），位于紫光之外，分为长波、中波、短波三部分。

光是一种辐射能，是物质运动的一种形式，以电磁波的形式运动着的光子流，具有波—粒二象性，同时兼有电磁波和粒子流的特点。光辐射的粒子称为光子或光量子，具有动能和质量，其能量大小与频率成正比，与波长成反比。光的频率越高，波长越短，那么光子的能量也就越大。由于红外线、可见光线、紫外线三者的波长不同，光子的能量不同，因此对机体产生的作用也不相同。

## 第一节　红外线疗法

### 一、定义

红外线是指波长0.76~400μm的不可见光，由于其在光谱上位于红光之外而称为红外线。应用红外线治疗疾病的方法称为红外线疗法（infrared therapy）。红外线在光谱中波长最长，由于红外线光量子的能量低，辐射人体组织后主要作用机制是产生热效应，因此又称热射线。机体受到红外线热辐射作用后，可以改善局部的循环状况，促进水肿吸收，减轻疼痛等。

## 二、分类

医用红外线分为近红外线与远红外线两类。近红外线又称短波红外线，波长 0.76~1.5μm，可以穿透 5~10mm 的人体组织，其作用较深，可以直接作用到皮肤的血管、淋巴管、神经末梢及皮下组织，如白炽灯；远红外线又称长波红外线，波长 1.5~400μm，在使用远红外线进行部位照射治疗时，大部分被浅层皮肤吸收或被反射，仅可以穿透小于 2mm 的机体组织，其作用仅限于皮肤表层，如红外线灯，主要特点是热量大，干燥作用强。由于红外线波长较长，光量子能量小，被组织吸收后，不能引起光化学效应和光电效应，主要产生热效应，可以使组织温度升高。

## 三、红外线的治疗作用

红外线对机体的主要作用是热作用，所有的治疗作用都是建立在热作用的基础上。红外线作用于人体组织，可以加速细胞分子的运动，使局部组织温度升高。热效应可以使血管反射性扩张充血，加快血流速度，改善机体组织的血液循环，增强物质代谢并改善营养状态，提高机体的免疫功能。不同组织对红外线吸收的能力不同，因此产生的热效应不同，产生的治疗作用也有所差异。

### （一）缓解肌肉痉挛

红外线照射可以降低骨骼肌和胃肠道平滑肌的肌张力。红外线照射后，皮肤温度升高，热作用使骨骼肌肌梭中的 γ 传出神经纤维兴奋性降低，牵张反射减弱，降低肌张力，使肌肉松弛。此外，红外线照射腹壁浅层时，皮肤温度升高，通过反射作用导致胃肠道平滑肌松弛、蠕动减弱。因此，可以用于治疗劳损、肌肉痉挛和胃肠道痉挛等病症。

### （二）镇痛作用

对于各种原因所导致的疼痛，红外线均可以起到一定的镇痛作用，其作用机制是多方面的，如各种原因导致的肿胀性疼痛，红外线照射可以通过促进局部渗出物吸收、消除肿胀而起到镇痛的作用；对于神经痛，红外线可以降低感觉神经兴奋性、提高疼痛阈值而起到镇痛的作用。

### （三）促进组织再生、消肿的作用

红外线照射机体受损部位，可以加速局部组织的血液循环，增强物质代谢，使纤维细胞和成纤维细胞的活力增强，促进肉芽组织和上皮细胞的生长，有利于提高组织的再生修复能力，加速伤口及溃疡的愈合。红外线照射可以增强人体免疫功能，提高吞噬细胞的吞噬能力，有利于慢性炎症的吸收及消散，适用于治疗各种类型的慢性炎症和扭挫伤，发挥其消炎、消肿作用。但需要注意的是，病灶的急性渗出期不宜使用，以防止加重渗出反应。此外，在肿胀的部位可以选择在肿胀近端加热，可以加快肿胀的排出和引流。

### （四）改善局部血液循环、减轻术后粘连、软化瘢痕

红外线照射可以改善局部血液循环和组织营养，加速局部渗出物的吸收，还可以减少烧伤创面或压疮的渗出、减轻术后粘连、促进瘢痕软化、减轻瘢痕挛缩。

## 四、红外线的适应证、禁忌证与注意事项

### （一）主要适应证

适用于各种炎症类疾病，如慢性支气管炎、慢性胃炎、慢性肠炎；各种骨关节疾病，如骨性关节炎、类风湿性关节炎、肌纤维组织炎、关节纤维性挛缩、扭挫伤、软组织损伤恢复期、颈肩腰腿痛、骨折、脱位康复期等；各类生殖系统疾病，如女性盆腔炎、宫颈炎、附件炎等；各种神经系统性疾病，如神经炎、外周神经损伤、神经性皮炎、痉挛或迟缓性麻痹；以及皮肤破溃、外伤感染、慢性溃疡、压疮、烧伤、冻伤、瘢痕挛缩、术后粘连、经久不愈的伤口、湿疹等病症。

### （二）禁忌证与注意事项

#### 1. 禁忌证

局部恶性肿瘤、高热、有出血倾向的疾病、活动性结核、急性化脓性炎症、

闭塞性脉管炎、重度动脉硬化、扭挫伤急性期、烧伤后的瘢痕、局部感觉或循环障碍、系统性红斑狼疮等。

### 2. 注意事项

接近眼睛部位或光线照射双眼时，要佩戴护目镜，防止由于照射引起白内障或视网膜热损伤。对于具有血循环障碍的部位、有动脉栓塞性疾病的患者，为防止毛细血管扩张，一般不建议使用红外线照射。对患者皮肤感觉障碍、意识障碍、瘢痕、植皮等部位进行照射时，应该使用小剂量操作，治疗过程中要随时观察患者状态，询问患者感受，防止出现灼伤或烫伤。在治疗过程中嘱咐患者不要转换体位或移动治疗设备或拉动灯头，防止接触治疗设备触及辐射板引起烫伤。在经过多次照射后，局部皮肤可能出现网状红斑，停止照射后红斑即会消失。在实际使用过程中，可以先在治疗部位涂抹活血化瘀的药膏，如云南白药、红花油、舒活酒等，再对患病部位进行红外线照射，可以提高治疗效果。

## 五、红外线治疗仪的一般操作使用方法

### （一）仪器设备

（1）100～300W发光红外线灯，分为台式和落地式两种。

（2）200～300W不发光红外线灯，包括电阻丝或有涂料的辐射板（棒），分为台式和落地式两种。

（3）红外线灯辐射器。

### （二）操作程序

（1）首先接通红外线电源，将灯头、灯泡预热5～10min。

（2）操作者照射患者治疗部位的方法：

①将患者摆放舒适的体位，充分暴露需要治疗的部位。

②移动灯头，使灯头距离治疗部位30～50cm，根据不同的灯头功率选择适宜的照射距离，将灯头中心对准需要治疗的部位，以患者感觉到舒适的温热感为宜。

③每次治疗15～30min。

④治疗完毕后，移开灯头，关闭设备电源，检查患者皮肤，拭去汗液。

⑤每天或隔天治疗 1 次，也可以根据实际情况每天治疗 2 次，15～20 次为 1 个疗程。

## 六、红外线治疗仪——特定电磁波治疗仪的使用操作方法

### （一）仪器设备相关参数

红外线治疗仪设备参数见表 7-1。

表 7-1  仪器设备相关参数

| 电源输入及输入功率 | 220V 50Hz；250VA（单头）500VA（双头） |
| --- | --- |
| 运行模式 | 连续运行 |
| 波长范围 | 治疗器配置的治疗板所产生的能量，主要分布在 2～25μm 波长范围内 |
| 温度控制 | 治疗板的表面温度平均值为 280℃，误差 ±10% |
| 治疗板表面温度不均匀度 | 不超过 20% |
| 时间控制 | 热响应时间不超过 20min，定时器准确度误差 ±10% |
| 加热器工作寿命 | 在额定功率下使用，不少于 2000h |
| 治疗板有效期限 | 1000h |

### （二）仪器原理

治疗仪的关键部件是治疗器的治疗板，板内含有多种元素的物质，按不同比例和层次，经过特殊的制作工艺复合烧结而成。当治疗器的治疗板加热到一定温度时，治疗板会发出有效波谱范围主要为 2～25μm 的电磁波，照射人体相关部位后，可以促进人体血液循环，产生一定的治疗效果。治疗仪分为台式和立式两种，主要包括治疗头、伸缩支臂、计时开关系统、升降立柱、万向脚力架。

### （三）适用范围

适用于各种软组织损伤、坐骨神经痛、风湿性关节炎、腰肌劳损、肩周炎、

小儿腹泻等常见病症的辅助治疗。

## （四）禁忌证

治疗仪适合于对人体进行直接照射。但以下情况禁用本设备，避免造成伤害：

（1）出现麻木或感觉障碍的身体部位，如冰敷后出现知觉减退时不要使用。

（2）发烧及高热患者禁用。

（3）如果是剧烈创伤而造成的肿胀的急性期，至少在48h内不能使用治疗器进行照射，以防止加重肿胀，可以待肿胀有所缓解后再使用。在急性炎症发作时禁用。

（4）怀孕不属特别禁忌但需谨慎使用，以免被照射部位温度过高，但禁止对腹部进行照射。

（5）不适用于血友病及有严重出血症的患者，以防止加快血液循环导致血管扩张出现危险。

（6）由于硅胶会吸收红外线，带有硅胶假体（如耳、鼻、乳房等）的患者使用时操作者需要引起注意，谨慎操作。

（7）高血压患者避免照射头部和颈部。体内佩戴心脏起搏器患者的胸区禁用。

（8）恶性肿瘤、开放性结核、高烧、严重动脉硬化、皮肤过敏、出血性疾病禁止使用。

## （五）安全注意事项

### 1. 在医生指导下使用

（1）过敏体质者，皮肤因疾病而出现改变的患者。

（2）嗜睡、痴呆、意识障碍或注意力不集中的患者。

（3）治疗区域皮肤上存在疤痕。

（4）糖尿病患者，服药（如止痛药）或饮酒后的患者。

（5）婴幼儿及神志不清的患者在使用时需要有监护人在旁看护。

（6）危重急症患者需要到医院并在医生指导下使用。

**2. 使用前电源检查**

（1）应确认治疗器和附件的完整性，检查设备外壳、电源线是否有破裂。

（2）建议使用临近的电源，以便在紧急情况下迅速切断电源。

（3）妥善布置电源线，保证电源线使用安全。

**3. 使用过程中**

（1）根据个人对热的敏感程度，以及所需接受治疗的程度确认人体与灯头之间的距离。请务必将灯头与治疗部位间的距离保持在至少20cm以上，以患者皮肤感到温暖舒适为准。在照射过程中，操作者需要随时检查患者皮肤的反应。

（2）治疗头外壳会随着仪器升温而变热，因此禁止患者触碰治疗板相关部位，治疗器倾倒有造成烫伤的危险。正常使用时，支臂和治疗头不应搭挂电源线或其他非设备部件和物体（如衣物等），治疗器上不得有覆盖物，如布料或衣物等，以免发生意外。

（3）在特定环境下，药品、化妆品和食品可能导致皮肤反应特别敏感或出现过敏反应。一旦发现患者出现这种情况，应立即停止使用。

（4）切勿将水泼溅在设备上。在通电状态下请勿用潮湿的手触摸治疗器。

（5）若治疗器出现故障、产品发生跌落、暴露在极其潮湿的环境下或受到其他任何损坏时，操作者需要立即停止使用。

（6）应随时对设备进行检查，当发现治疗器旋转松动后应立即拧紧。治疗器倾斜度不得超过10°。在治疗器不使用时，应将支臂处于最高位置，以防止支臂弹簧疲劳失效，降低支臂使用寿命。

（7）应避免设备周围存在强电磁干扰。

**4. 使用完毕**

（1）治疗完成后，在整理治疗器前，由于切断电源后治疗头还有余热，因此请拔掉电源线需待其冷却后再进行整理。

（2）在不使用本治疗器时务必断开电源线。在使用过程中治疗器若出现异常情况，不要用手拉电源线来断开电源线，以免发生危险。

## （六）设备相关说明

（1）在电源盒侧面贴有防倾倒提示，使用时请注意，避免烫伤。

（2）插上电源后，设备开启电源开关，绿灯亮，提示准备工作。定时器定时开启后，黄灯亮，提示开始工作。定时器定时工作，定时范围为 0~60min。

（3）在治疗头上方贴有高温和使用距离的提示。正常工作时，治疗板表面温度高达280℃，因此在使用过程中不要用手指触碰，以免烫伤手指。

（4）伸缩臂上方贴有防夹手的提示，需要注意伸缩臂拉伸时，方管之间距离随之变化，不要将手指伸入方管之间，以免夹手。

## （七）使用方法

### 1. 运行环境条件

环境温度范围：10~40℃；相对湿度范围：30%~75%。

**备注：**设备应在室内使用，在使用治疗器进行照射时，室温不要低于10℃，不要有过堂风，以免患者着凉。

### 2. 使用前准备

将治疗器放置在身体附近的平整硬质地面上。将电源线插头插入带接地的三芯电源插座上。调整治疗头至合适位置。

**备注：**电源插座一定是带接地线的三芯电源插座。

### 3. 预热

打开设备电源开关，绿色指示灯亮表示设备已经接通电源。再将定时器定时在60min位置，黄灯亮，此时治疗器开始工作。预热20min后，直接对治疗部位进行照射（40min）。

**备注：**预热时和关闭电源后，治疗头可能会偶尔发出几声"叭"的声响，主要原因是加热器热胀冷缩引起的异响，属于正常现象，不会影响使用。

### 4. 照射

患者进行照射时，需要裸露照射部位，使治疗板处于正对人体照射部位20cm处。需要注意的是，请将灯头与治疗部位间的距离保持在20cm以上。以患者皮肤自我感觉舒适为准。建议照射时间为每次15~30min，每天治疗1~2次，治疗周期为剧烈创伤情况下的几天到慢性疼痛情况下的几周，根据实际情况进行确定。

## 5. 使用完毕

设备使用完毕后请拔掉电源，将设备冷却20min，放置在干燥地方。

## 6. 配合针灸使用

设备照射可以配合针灸、按摩、拔罐等使用，会取得更佳的治疗效果。穴位参考见表7-2。

**备注**：配合针灸使用时，必须由专业医生操作。

表7-2  穴位参考表

| 适用范围 | 参考病例及疼痛部位 | | 临床表现 | 照射部位 | 参考穴位 | 注意事项 |
|---|---|---|---|---|---|---|
| 高血压、脑溢血、高烧患者禁用 软组织损伤 | 肌腱炎 | | 畸形功能障碍 | 病灶区 | 阿是穴 | — |
| | 腱鞘炎 | | | | | |
| | 颈椎痛 | | | | 大椎、风池 | |
| | 扭伤 | | | | | |
| | 挫伤 | | | | 阿是穴 | |
| | 捩伤 | | | | | |
| | 运动创伤 | | | | | |
| | 背痛 | | | | | |
| | 肩周炎 | | | | | |
| | 腰椎间盘突出 | | | | 肩髃、曲池、肩井 | |
| | 臀上皮神经损伤 | | | | 肾俞、委中、腰阳关 | |
| | 臀中肌损伤 | | | | | |
| | 膝关节软组织损伤 | 关节软骨面损伤 | | | 环跳 | |
| | | 半月板损伤 | | | 阿是穴 | |
| | | 韧带损伤 | | | | |
| 腰肌劳损 | — | | 腰部酸痛 | 病灶区 | 腰阳关 | — |

| 适用范围 | 参考病例及疼痛部位 | 临床表现 | 照射部位 | 参考穴位 | 注意事项 |
|---|---|---|---|---|---|
| 坐骨神经痛 | 臀部疼痛 | 疼痛 | 病灶区 | 委中、环跳、承山 | — |
| | 大腿后侧疼痛 | | | | |
| | 小腿后外侧疼痛 | | | | |
| | 足外侧部疼痛 | | | | |
| 风湿性关节炎 | 膝关节肿痛 | 关节红、关节肿、关节痛、关节晨僵、关节压痛、关节畸形、游走性疼痛 | 病灶区 | 阿是穴 | 关节有积液的情况下请专业医生先抽出积液后再行照射 |
| | 踝关节肿痛 | | | | |
| | 髋关节肿痛 | | | | |
| | 肩关节肿痛 | | | | |
| | 肘关节肿痛 | | | | |
| | 腕关节肿痛 | | | | |
| | 手关节肿痛 | | | | |
| | 足关节肿痛 | | | | |
| 小儿腹泻 | — | — | 病灶区 | 神阙、足三里 | 儿童照射必须全程在监护人监护下使用，且应严格遵医嘱使用 |

## （八）维护和保养

### 1. 储存和运输环境条件

环境温度范围：$-40 \sim 55 ℃$；相对湿度范围：$< 95\%$。

### 2. 治疗板更换

治疗板有效期限为 1000h。治疗板到期后可以更换，此时疗效明显降低，但不会有任何副作用，继续使用仅相当于普通远红外设备的疗效。

更换治疗板的步骤如下：

（1）首先确认已经拔掉电源插头，治疗板转向上方；

（2）拧下防护罩的螺丝，取下防护罩；

（3）拧下治疗板中心的螺丝，取下治疗板；

（4）更换新治疗板，并拧紧中心螺丝；

（5）安装防护罩，并拧紧防护罩螺丝。

**备注**：更换治疗板时，治疗板方向始终朝上，以防加热器脱落。

# 第二节　紫外线疗法

## 一、概述

德国物理学家里特发现在日光光谱的紫光外侧一段能够使含有溴化银的照相底片感光，因此发现了紫外线的存在。紫外线属于不可见光，其波长为180～400nm，在光谱上位于可见光的紫光之外，因此称为紫外线。紫外线相对于红外线具有更多更复杂的生物学效应，是一种非常重要的物理因子，对于各种生物都具有非常重要的意义。应用紫外线治疗疾病和促进机体康复的方法称为紫外线疗法。临床上根据紫外线不同的波长、能量及不同的皮肤组织吸收率，将紫外线分为三个波段，即短波紫外线（UVC）、中波紫外线（UVB）和长波紫外线（UVA）。

短波紫外线，简称 C 段，波长 180～280nm，红斑反应作用明显，对细菌和病毒有很强的杀灭及抑制作用，其最强的杀菌波段是 250～260nm，被称为"杀菌射线"。短波紫外线可以穿透的深度主要在表皮浅层，主要发生在角质层。

中波紫外线，简称 B 段，波长 280～320nm，具有很强的红斑反应作用，是紫外线中生物学效应最活跃的部分，最强波段为297nm，能够改善钙磷代谢，促进维生素 D 原转化为维生素 D，促进维生素 D 的合成；可加速上皮细胞生长、产生黑色素、抑制变态反应等。中波紫外线又被称作紫外线的晒伤（红）段，是人们在生活中需要重点进行防护的紫外线波段。

长波紫外线，简称 A 段，波长 320～400nm，长波紫外线生物学作用较弱，引起红斑反应作用很弱。长波紫外线具有明显的色素沉着作用，340～365nm 的波段为最强产生色素的波段，但色素沉着有效性低，可引起一些物质产生荧光反应，还可以引起光毒反应和光变态反应等。长波紫外线穿透深度可达到真皮深处，并可对表皮部位的黑色素起作用，引起皮肤黑色素沉着，使皮肤变黑所以长波紫外线也被称作"晒黑段"。由于长波紫外线对皮肤的作用缓慢，虽然不会引起皮肤急性炎症，但是长期积累会导致皮肤老化和严重的损害。

## 二、紫外线生物学效应

### 1. 红斑反应

红斑反应是指紫外线照射皮肤或黏膜后，经过 2~6h 的潜伏期，局部出现界限清楚的红斑，经过 12~24h，红斑反应达到高峰，是紫外线照射引起的一种可见的反应。分为弱红斑和强红斑，弱红斑持续 10 余个小时，强红斑可持续数日，红斑消退后，皮肤可能出现脱屑现象和遗留色素沉着。其中，长波紫外线能引起真皮的局部变化，而中波和短波紫外线引起表皮的变化更为明显，297nm 的紫外线致红斑作用最为明显。红斑现象是一种非特异性急性炎症反应，是一种光化性皮炎。

人体不同部位对紫外线的敏感性不同，其中躯干＞上肢＞下肢；屈侧＞伸侧；四肢近端＞远端，因此，需要根据不同部位的敏感度来设置照射剂量。另外，新生儿和老年人对紫外线的敏感性低，2 岁以内的幼儿和处于青春发育的青年对紫外线的敏感性较高，2 个月至 1 岁的幼儿对紫外线最敏感。男女不同性别无显著差别，但妇女月经前期、妊娠期敏感性高，产后及绝经期敏感性低。不同肤色敏感性也不同，经常曝晒、肤色较深者对紫外线反应较弱，反之敏感性较高。另外，病理因素如甲状腺功能亢进、高血压、糖尿病等会使紫外线敏感性升高，反之，甲状腺功能低下、营养不良、严重感染等疾病会使紫外线敏感性降低。春季皮肤对紫外线敏感性最高，夏季最低。久居寒带地区的人敏感性高。

### 2. 色素沉着

紫外线色素沉着是指大剂量照射或小剂量多次紫外线照射，导致局部皮肤产生色素沉着，变成黑色。其中，长波紫外线照射后色素沉着作用强，短波紫外线照射后色素沉着作用弱。可以利用紫外线的这个作用治疗白癜风等疾病。

色素沉着分为直接色素沉着和间接色素沉着两种类型。直接色素沉着是指皮肤在紫外线照射后数分钟内呈现褐黑色，1~2h 达到高峰，之后逐渐消退，一般在照射后 6~8h 皮肤完全恢复正常。间接色素沉着于照射后一天内出现，3~4 天达到高峰，2~3 周逐渐消退。

### 3. 促进维生素 D 合成

维生素 D 的化学本质是类固醇衍生物，人体可以从动物性食品中获得维生素 $D_3$，植物中的麦角固醇可以通过紫外线照射转变为维生素 $D_2$，维生素 $D_2$ 又称钙化醇。人体皮肤内的 7 - 脱氢胆固醇，经过阳光中适量的紫外线照射即可转变为维生素 $D_3$。维生素 $D_2$ 或维生素 $D_3$ 的生理活性低，它们必须在体内经过肝细胞和肾脏近曲小管上皮细胞的羟化酶系的一系列羟化，才能成为活性高的维生素 D，提供人体所需的营养物质。

### 4. 免疫效应、抑制变态反应及杀菌作用

紫外线照射可以使免疫细胞数量增多，提高细胞的吞噬功能，使机体的防御机制得到加强。还可以激活人体 T 细胞的免疫功能，尤其是使白细胞介素 - 1 的含量明显增多。红斑量紫外线照射时可以抑制 I 、IV 型变态反应。

细菌、病毒的蛋白质和核酸对波长 300nm 以下的紫外线吸收作用较强，最大吸收光谱为 253.7nm。吸收紫外线会使蛋白质发生变性离解，核酸中形成胸腺嘧啶二聚体，使 DNA 结构和功能受到损害，导致细菌和病毒的死亡。这也是紫外线杀菌的作用机制。因此，紫外线可影响细胞的生命活动。小剂量的紫外线照射可刺激细胞的 DNA 和 RNA 的合成，促进细胞的生长繁殖；较大剂量的紫外线照射可使细胞的 DNA 和 RNA 发生改变，使细胞的生长繁殖呈现先抑制后兴奋的过程；大剂量紫外线照射可使细胞的 DNA 和 RNA 遭到破坏，使蛋白质变性及酶灭活，导致细胞死亡。

### 5. 荧光反应和光敏反应

在紫外线的照射下，许多荧光物会产生一定颜色的可见光，所以，临床上利用这种反应检测肿瘤组织和某些皮肤病，例如，在长波紫外线照射下，血卟啉产生橘红色荧光，发癣呈现鲜明的蓝绿色荧光，花斑癣呈现金黄色荧光，四环素产生黄色荧光等。

光敏反应包括光毒反应和光变态反应。光毒反应是指某些药物与紫外线照射同时应用，可以增强机体对紫外线的敏感性，产生较强的皮肤反应，临床上常用紫外线照射来提高治疗效果。光变态反应是指少数人单受日光（或人工紫外线）照射，或同时有已知外源光敏剂存在时，可能发生日光荨麻疹或接触性光过敏性皮炎，此类光敏反应与免疫反应有着密切关系。

## 三、紫外线的治疗作用

### 1. 杀菌作用

大量的紫外线照射皮肤创面后可以引起 DNA 和 RNA 破坏，影响病原体微生物生存环境，导致蛋白质发生分解变性，使细菌死亡。不同波长的紫外线杀菌能力不同，可以用于消毒和治疗软组织浅表的感染。

### 2. 消炎镇痛作用

使用红斑量紫外线照射，对皮肤浅层组织的急性感染性炎症效果显著，是强力的抗炎症因子。其中，中、短波紫外线的消炎作用强于长波。紫外线消炎作用的机制主要有：红斑区血管扩张，局部组织血供改善了病灶区的血液循环，促进代谢产物的排出，增强了机体的防御功能。

红斑量紫外线照射可以降低神经兴奋性，使照射区的痛阈升高、感觉时值延长。而且，由于紫外线的作用导致血液循环增加，可以加快致痛物质的清除，从而起到缓解疼痛的作用。需要注意的是癌性疼痛应避免使用紫外线照射。

### 3. 增加免疫功能和光敏反应

紫外线照射可以激活人体细胞的免疫功能。增加吞噬细胞的数量及增强其吞噬能力，增强人体体液免疫功能，使补体、凝集素等增加。

### 4. 脱敏

多次小剂量紫外线照射使机体产生少量组胺，组胺经皮肤进入血液，刺激组胺酶产生，过敏时血中过量的组胺可被组胺酶分解而达到脱敏作用。经过紫外线照射后维生素 D 合成增多，促进了钙离子的吸收，从而降低了神经系统兴奋性和血管通透性，减轻了过敏反应。因此在临床上常用于防治以 Ⅰ 型变态反应为主要发病机制的疾病。

### 5. 抗佝偻病和骨软化症，促进维生素 D 合成，加速组织再生

由于维生素 D 不足，引起体内钙磷代谢障碍，在婴幼儿、儿童及青少年中表现为以骨骼病变为特征的全身营养性疾病，在成人中可以导致软骨病。中、长波 $272 \sim 297nm$ 的紫外线照射可以促进人体皮肤内的 7 – 脱氢胆固醇形成维生素 $D_3$，

促进钙、磷的重吸收及骨内钙的沉着，从而对佝偻病起到预防和治疗的作用。

### 四、紫外线的适应证及禁忌证

**1. 适应证**

适用于各类炎症，如乳腺炎、关节炎、伤口感染、急性化脓性炎症、急性蜂窝组织炎、肺炎以及各种体腔内的感染、带状疱疹、溃疡等；各种软组织损伤、神经痛；皮肤病如银屑病、白癜风；骨折、骨质疏松、骨软化、佝偻病；免疫功能低下、肝硬化等。

**2. 禁忌证**

禁用于恶性肿瘤、出血倾向、活动性肺结核、脏器衰竭、甲亢、严重的动脉硬化、红斑狼疮、光敏性疾病、皮肤癌变、血友病、血小板减少性紫癜。

## 第三节　可见光疗法

### 一、概述

在光谱中，人眼可以看到的光线位于红外线和紫外线之间波长为 400～760nm 的范围，称为可见光。使用可见光治疗疾病的方法称为可见光疗法（visible light therapy）。可见光辐射到机体后主要产生温热作用和光化学作用。临床上常用的可见光疗法有红光疗法和蓝紫光疗法。红光疗法是指应用波长为 640～760nm 的红色光线对人体进行治疗的方法。蓝紫光疗法是指应用 420～510nm 的蓝紫光对机体进行治疗的方法，其中人体对 420～460nm 的蓝紫光吸收最强。

### 二、主要治疗作用及适应证

**1. 红光疗法的治疗作用及适应证**

红光疗法由于波长接近红外线，因此主要以温热作用为主，可以促进血管扩张、增强血液循环，起到镇痛、缓解肌肉痉挛的作用，可以促进炎症吸收消散、组织愈合和周围神经再生。

可以用于治疗带状疱疹、斑秃、下肢溃疡、压疮；可以用于软组织损伤、烧伤后的创面、术后组织粘连、周围神经损伤、慢性胃炎、附件炎、盆腔炎、宫颈糜烂、阴部瘙痒、乳腺增生；可以用于慢性心脏病、慢性胃炎、小儿肺炎、小儿腹泻、神经痛、气管炎、慢性肠炎、关节炎、浅静脉炎、神经痛、神经炎、神经性皮炎、面神经炎的急性期；可以用于慢性的鼻炎、扁桃体炎、喉炎等。

**2. 蓝紫光疗法的治疗作用及适应证**

由于蓝紫光的波长靠近紫外线，所以蓝紫光疗法的生物学作用主要以光化学作用为主。人体皮肤黏膜经过蓝紫光照射后，浅层血管出现扩张，血液中的胆红素会吸收波长为 400～500nm 的光，尤其对 420～460nm 蓝紫光的吸收作用最强。胆红素吸收蓝紫光后，产生一系列的光化学变化，最后形成一种水溶性低分子量的产物，经过人体尿液排出体外，从而降低血液中胆红素的浓度，促进皮肤退黄。因此蓝紫光的主要适应证是临床上新生儿高胆红素血症。

## 三、禁忌证及注意事项

（1）由于人体眼球含有较多的液体，对可见光吸收较强，因此在进行照射时，需要使用盐水纱布遮盖双眼，防止引起白内障。同时，建议治疗师和患者在治疗过程中佩戴防护镜，避免眼部损伤。

（2）急性扭挫伤的早期首先采用冷敷 10～15min。早期并不适合红光治疗。

（3）在蓝紫光治疗过程中，治疗师需要注意观察患儿的体温、呼吸、眼睛、皮肤及大小便状况。一般情况下，蓝紫光照射对黄疸作用明显，患儿黄疸现象会很快消失。若照射 24h 后，患儿血清胆红素无变化或黄疸依然存在，症状未得到缓解，操作者需要复查其血清胆红素，确定是否继续照射或选择其他治疗方式。

（4）照射过程中，要提醒患者不要随意变换体位，防止触及灯泡，引起不必要的烫伤。

（5）蓝紫光灯管长时间照射后，会出现光线减弱，使作用降低，需要定期进行更换。

## 四、红光疗法使用操作方法

（1）准备使用的红光治疗仪设备。

（2）操作者在治疗前检查灯泡、辐射板的完整性，确定灯头已经安装牢固，保证设备支架稳定。

（3）设备接通电源后，首先将灯头、灯泡预热 5～10min。

（4）照射使用方法：

①患者采取自我感觉舒适体位，同时充分暴露治疗部位。

②根据治疗部位移动灯头，距离治疗部位 30～50cm 不等，根据灯头功率及患者感受，以患者自我感觉有舒适温热感为宜。

③每次治疗照射时间为 15～30min。

④治疗完毕，移开灯头，关闭设备电源，检查患者皮肤状态，为其擦去汗水。

⑤治疗每日或隔日 1 次，也可以每日 2 次，15～20 次为 1 个疗程。

## 五、蓝紫光疗法使用操作方法

### 1. 仪器设备的准备

蓝光灯或在白炽灯前加蓝色玻璃滤光板，分为落地式和台式。

### 2. 蓝紫光浴器

类似于新生儿保温箱，光浴器内安装 6～10 只 20W 的日光荧光灯（需过滤所含的紫外线）或专用的蓝光荧光灯。灯头高度距离床面 70cm，带有婴儿防护眼镜。

### 3. 操作程序及方法

（1）使用前检查灯管完整性及安装是否牢固。

（2）患儿全身裸露，戴防护眼镜或用黑色硬纸遮盖患儿眼睛方可接受照射，患儿仰卧或俯卧于光浴箱内。

（3）接通设备电源，灯亮后照射箱温度保持在 30℃左右并开始治疗。

（4）连续照射 1～3 天或间断照射（每照射 6～12h，停止 2～4h），蓝紫光总照射时间为 24～48h，白光为 24～72h。在照射过程中，间隔 1h 帮助患儿翻身 1 次，使患儿身体前后面交替照射。每 4h 测量一次体温，超过 38℃要及时为患儿降温。

# 第四节　激光疗法

## 一、概述

激光疗法指利用激光器发射的光防治疾病和促进机体康复的方法。激光疗法分为低能量激光疗法和中、高能量激光疗法。在康复医学领域以低能量激光疗法为主，低能量激光照射具有明显的生物刺激及调节作用，以光的生化反应为主，主要为半导体激光疗法和氦氖激光疗法。

激光本质上和普通光相似，既是电磁波又是粒子流，但其具有亮度高、单色性好、定向性强、相干性好的性能。激光辐射强度大，方向性好，高强度激光可以很好地集中到小面积上，产生强烈的热效应，其焦点范围内的温度可高达数千至数万摄氏度。另外，激光是目前光谱上最纯的光。

激光进入机体后会被组织吸收，并将光能转化为热能，使组织温度升高，从而发生一系列的理化现象，可以治疗多种病症。此外还具有压强效应、电磁场效应和光化效应。

## 二、激光的治疗作用

激光具有促进组织修复、消炎镇痛、调节血液和内分泌、调节神经的功能，以及"光针"的作用。激光可以对组织产生各种刺激激活作用，改善组织血液循环，加速代谢产物和致痛物质的排出、代谢，可以提高机体的痛阈水平，达到镇痛的效果。激光照射可以加强机体的细胞免疫和体液免疫功能，提高白细胞的吞噬能力，增加机体局部抗感染能力，可以起到消炎的作用。激光可以加速组织修复，促进蛋白质和胶原纤维合成，增强酶的活性，有利于伤口的愈合、创面的修复、骨折愈合等。小功率激光照射可以刺激神经反射区的神经末梢，反射性地作用于相应的节段和全身，可以调节神经功能与免疫功能，改善全身状况，缓解精神状态、增加食欲、减轻全身的不适症状。

### 三、激光的适应证与禁忌证

**1. 适应证**

（1）慢性溃疡、肺炎、支气管炎、低血压病、肝炎、类风湿关节炎等。周围神经损伤及后遗症、神经炎、神经根炎、神经痛。

（2）肌肉、肌腱、韧带的扭挫伤、术后粘连、瘢痕、非骨性关节强直和挛缩、颈椎病、肩周炎、腰间盘突出、颈肩腰腿痛。

（3）溃疡面肉芽生长缓慢的营养性溃疡、压疮、烧伤创面、慢性伤口、慢性溃疡。

（4）开放性和闭合性骨折，手、足末端手术后肿胀。

（5）慢性与亚急性关节炎、慢性腱鞘炎、滑囊炎、肋间肌损伤、肌炎、肌纤维组织炎、乳腺炎、中耳炎、外耳道炎、咽喉炎、扁桃体炎、牙周炎、腮腺炎等。

（6）伤口延迟愈合、慢性溃疡、带状疱疹、面肌抽搐，小儿遗尿、婴儿腹泻。

**2. 禁忌证**

恶性肿瘤（光敏治疗除外）、高热、孕妇、皮肤结核、瘢痕体质、心肺肾功能衰竭、出血倾向、与黑色素瘤有关的皮肤病变、光敏性皮肤或正在服用光敏性药物等。

### 四、仪器的操作使用方法

**1. 仪器设备**

氦氖激光治疗仪、半导体激光治疗仪。

**2. 操作程序**

（1）在治疗开始前接通设备电源，调整设备所需的电压及电流，启动激光管，使激光管发光稳定。患者采取自我感觉舒适的体位，充分暴露治疗部位。若是穴位治疗应确定好治疗的相关穴位。

（2）治疗时通过移动激光器或光导纤维使输出的光斑对准治疗部位。每个穴位治疗 3～5min。

（3）照射结束后移开激光管、光导纤维。

### 3. 操作要领及注意事项

（1）保证激光治疗室光线充足。

（2）避免激光直接照射纸张或木板，以免引起燃烧。

（3）激光管有激光输出时，需要注意避免直接照向任何人眼部或经反射镜反射至人眼部。必要时操作者及患者都需要佩戴与激光种类相应的激光防护镜。

（4）光导纤维避免出现挤压、弯折扭曲，以防折断。

（5）在治疗过程中，需要嘱咐患者不要任意挪动身体或移动设备。

（6）需要定时检测激光器的输出强度。强度过弱时应及时更换灯管。

（7）皮肤色素沉着区谨慎操作，以免引起烧伤。

# 第八章 体外冲击波疗法

## 一、概述

当波源的运动速度超过其本身波的传播速度时，就会产生特殊的波动现象，即冲击波。广义的冲击波是指人们日常生活中常见的震动、雷电、爆炸和超音速航空器等产生的冲击波，具有压力瞬间增高和高速传导的特性。体外冲击波疗法（extracorporeal shock wave therapy，ESWT）在临床上利用能量转换和传递原理，造成不同密度组织之间产生能量梯度差及扭拉力，并形成空化效应，从而产生生物学效应，具有松解粘连、刺激微血管再生、裂解硬化骨、促进骨生成等作用。冲击波最早的应用是 1979 年德国研制的第一台体外冲击波碎石机，成功应用于肾结石患者的治疗中。

体外冲击波根据波源产生的形式不同，分为四种，分别是液电式、电磁式、压电式和气压弹道式。体外冲击波疼痛治疗系统通过治疗探头的定位和移动，可以对骨骼肌肉系统疼痛及较广泛的人体肌肉组织疼痛产生良好的治疗效果。

## 二、冲击波的治疗作用

冲击波具有机械效应、空化作用、声学效应、光学效应及热效应的特性。冲击波振动可以引起组织细胞内的物质运动，刺激细胞膜的弥散，促进新陈代谢，改善组织营养，其挤压和拉伸作用可以用于治疗骨性疾病和软组织钙化疾病。空化作用有利于疏通闭塞微细血管，松解关节软组织粘连，促进局部血液循环，空化效应不仅造成部分细胞坏死，还会诱发成骨细胞移行。声波进入不同密度的物质时，遇到的声阻抗不同，传播速度也不同。物质密度低，传播速度快，密度高，传播速度慢，冲击波从水传播到软组织时，由于密度接近，衰减很少，但当冲击波遇到骨组织时，由于密度变化引起速度改变，从而在骨组织产生应力作用，使骨细胞增殖分化，起到促进骨组织生长的作用。冲击波从一种介质进入另一种介质时会产生折射、反射现象，聚焦能量产生治疗效果。冲击波的振动可以转变为热能，其热效应可以增强血液循环，改善局部组织营养，缓解痉挛与减轻疼痛。

**1. 适应证**

冲击波可以促进骨痂的形成，加速骨折的愈合，促进肌腱组织的内在愈合，减轻粘连，促进骨的再生，因此应用广泛，适用于骨组织疾病及软组织慢性损伤性疾病。可以用于屈指（拇）肌腱腱鞘炎、桡骨茎突狭窄性腱鞘炎、肱二头肌长头腱腱鞘炎、肱骨内上髁炎、肱骨外上髁炎、肩袖钙化性肌腱炎、肩峰下滑囊炎、冈上肌腱综合征、跟腱腱围炎、足底筋膜炎、跟痛症、髌尖末端病、跖痛症的治疗。

**2. 禁忌证**

（1）绝对禁忌证：出血性疾病、肿瘤、妊娠、心脏支架或心瓣膜置换术后、安装心脏起搏器、严重心律失常及高血压、血栓症、凝血障碍、毛细血管脆性、血友病、急性炎症、软组织损伤急性期、骨质疏松症、局部感染及皮肤破溃、儿童生长期骨骺端、敏感组织、肺部、使用抗免疫药剂患者、萎缩及感染性骨不连、石膏固定部位、关节液渗漏、局部有大血管、冲击波焦点位于脑及脊髓、大段缺损骨不连。

（2）相对禁忌证：抗凝血剂使用者［特别是苯丙香豆素（维生素 K 拮抗剂）］、糖尿病多发性神经病、风湿性疾病、过敏体质、可的松治疗 6 周内。

## 三、冲击波治疗仪的一般操作使用方法

**1. 仪器设备**

体外冲击波治疗仪、超声耦合剂。

**2. 操作程序**

（1）设备开机前检查并确认控制系统及设备的完整性。

（2）接通设备电源，打开压缩机及控制系统开关。

（3）检查设备按键，使控制系统上的治疗冲击计数器复位，根据患者的实际情况选定适宜的治疗频率，调整治疗强度。

（4）根据患者症状寻找痛点，标记痛点。在治疗部位涂适量耦合剂，将冲击

波发射器对准治疗部位后按下启动器即可。治疗频率为 5~10Hz，强度从 1.0~1.6bar 开始，根据患者的感受，从低到高调节强度，每个治疗点冲击 1000~2000 次。

（5）治疗结束后，首先关掉电源，而后拔掉电源线。清洁冲击波发射器，将设备归位。

（6）定期检查设备。

### 3. 操作要领及注意事项

（1）对患者详细说明治疗过程中和治疗后可能出现的正常反应，取得患者的理解与配合。注意在治疗中防止发生意外。

（2）治疗过程中患者若出现任何异常情况应立即停止治疗。

## 四、电磁式冲击波使用操作指导方法

### （一）概述

冲击波治疗应用广泛，电磁式冲击波在手柄背部的线圈产生电磁场，电磁场产生电冲击，传到手柄前部的冲击波枪头产生冲击波，发散式地作用到人体组织中。

### （二）冲击波治疗仪快捷操作指南

（1）通过直接用手或点触笔触摸屏幕，可以打开设备所有的键、菜单及次级菜单。

（2）首先按"开始键"打开 2.0 版本的治疗页面。

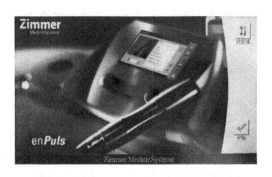

（3）设备配有多种冲击波枪头，操作者可以根据实际治疗需要选择适宜的

冲击波枪头，正确地安装在手柄上。

（4）在患者需要治疗部位的皮肤上涂抹适量的耦合剂，将手柄放在选好的治疗点或治疗区域上。

**备注：**当使用润滑油时，冲击波枪头需要使用硅胶盖进行保护。

（5）通过左控制器调整冲击波的冲击能量。

（6）冲击波治疗设备配有一个脚踏开关，当踩下脚踏开关后，设备开始治疗。键状态栏显示从"准备"转入"使用中"。

**备注：**需要注意的是，只有在患者需要治疗的相关部位放置好手柄以后，才可以用脚踏开关启动冲击波。

（7）治疗结束后，放开脚踏开关。如果中途需要，也可以暂时松开脚踏开关暂停治疗。键状态栏显示从"使用中"转入"准备"。

**备注：**治疗过程中，随时密切观察患者，询问其感受，若患者有任何不适，应根据需要立刻调整或停止治疗。

## （三）冲击波治疗仪简介

### 1. 使用方法

冲击波治疗仪输出的能量通过设备的手柄传送到患者身上。使用前，首先在治疗区域使用耦合剂以减少皮肤摩擦，然后将手柄放在治疗部位上，冲击波枪头垂直向下。冲击波启动后，既可以在静态的一个点使用，也可以在一个区域移动使用，若确有需要也可以从不同角度向受冲击的组织施加一些压力。一般情况下，由于手柄本身有一定重量，不需要对治疗区域或治疗点再施压。

**备注：**在使用润滑剂时，冲击波枪头必须用硅胶盖进行保护。尽管手柄的重量和设计使其具有高度内部阻尼，但是，设备震动可能会对操作者的手有所影响，因此建议减少双手暴露的时间。同时，治疗过程中应和患者保持沟通，询问治疗情况。

### 2. 手柄

冲击波手柄包括冲击波产生器和散热扇，手柄中的冲击波产生器是消耗性零部件，随着使用增多，它的功效会减弱，因此使用者要根据实际情况及时更换冲击波产生器。每个冲击波产生器至少可以使用2百万次冲击，但是，由于不同的使用方式和频率，其实际使用次数可能不止2百万次冲击。

操作者在使用过程中，需要拧紧手柄上的冲击波枪头。要防止手或其他固定装置堵塞手柄顶部的通气孔，这样才能保证及时发散手柄内部的热量。手柄中的风扇在踩下脚踏开关时即开启，达到一定温度后会自动停止。

### 3. 冲击波枪头

设备配有 3 种不同的冲击波枪头，操作人员可以根据实际治疗需要进行选择。

若需更换冲击波枪头，操作者一手拿住手柄，另一手逆时针旋开手柄上的冲击波枪头，再把需要的枪头顺时针拧上手柄，直至冲击波枪头的黑色外环完全进入手柄（看不到任何黑线）。冲击波枪头使用一段时间后需进行更换，后部冲击顶略有变形或变短并不影响其功效，但是，当后部冲击顶严重变形或缩短时，必须进行更换。

### 4. 脚踏开关

将脚踏开关放置在治疗时容易使用的位置。脚踏开关控制单元是多方向的，使用时操作者只需轻轻用力即可进行操作。

## （四）冲击波的安装

### 1. 连接电源线，启动设备

（1）设备应放置在平整坚实的地面上，并确认设备主开关在"0"刻度上。

（2）连接设备电源线插入指定端口。

（3）连接设备的相关部件：将手柄连接到指定的插座上，将冲击波枪头插入手柄并尽可能地拧紧，连接脚踏开关到指定插座上。

### 2. 冲击波相关参数的设置

（1）从开始页面修改默认设置。按"设置"键打开设置页面，界面如下：

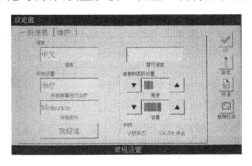

（2）按语言键选择语言，点击下拉菜单中需要使用的语言即可。

（3）开始设置有 5 个开始页面可供选择，从下拉菜单中选择开始页面。

（4）通过亮度设置键可以调节屏幕亮度。

（5）音量设置可以通过两个箭头调节启动控制板时的信号音量。

（6）一旦接通手柄计数状态，显示屏上会出现手柄的计数状态。

（7）按版本键，打开设备当前软件的信息页面。

（8）按"恢复默认设置"键可以恢复默认设置。

（9）按"触摸屏校准"键可以打开屏幕进行触摸屏校准。

（10）SD 卡上存有用户定义的设置和推荐疗法列表。如果没有插入 SD 卡，按"常用"及"记忆"键时，会显示"未发现 SD 卡"，按"OK"键可以消除此信息，继续使用。

## （五）冲击波治疗页面

（1）标题栏显示当前使用模式的名称。

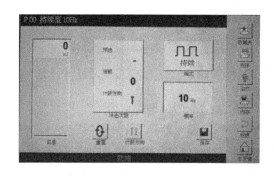

（2）状态栏显示当前操作治疗的状态。如果治疗尚未启动，则显示"准备"字样；如果治疗正在进行，则显示"使用中"字样。按"模式"键，打开"输入"窗口，选择需要使用的操作模式即可（分为连续模式，连续 4 下冲击、8 下冲击、12 下冲击）。

（3）频率处显示使用的频率，设备的频率范围为 1～22Hz，用右控制器可以调整频率。

（4）能量/柱形图，显示选定的冲击能量。治疗进行时，柱状图开始填充。在使用前及使用中可以调整冲击能量。冲击能量 60～180mJ 之内。

（5）根据实际需要可以修改使用参数，按"保存"键可以把设置好的各项参数保存在常用列表或记忆列表中。

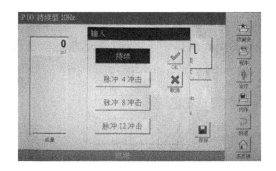

（6）通过按键可以对设备冲击的计数方向进行设置（递增或递减）。

（7）冲击次数会显示事先设定的冲击次数和目前已经进行的冲击次数；也会显示计数方向（递增或递减）。按"冲击方向"区域打开输入窗口，定义预设。

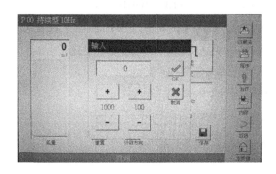

**备注：**治疗开始前，若未预设冲击次数，设备仅启动递增方向的计数方向。只要踩下脚踏开关，冲击会持续进行，设备不会自动终止治疗。

（8）治疗开始前已经预设冲击次数，当次数达到时，设备会自动停止，松开脚踏开关，冲击将不再进行。通过重新设置当前冲击次数或修改预设冲击次数，可以继续进行治疗。当预设的计数方向是递减时，按治疗页面上的"计数方向"键可以变更为递增方向。

## （六）常用模式和记忆模式

### 1. 保存修改过的设置

常用列表或记忆列表中可以存储常用设置。保存模式时，用键盘输入模式名称。按"常用"键打开常用列表，自动保存该模式，并保存在列表的第一个空白位置上。按"记忆"键可以打开记忆列表，自动保存该模式，并保存在列表的第一个空白位置上。如果只按"记忆"或"常用"键，未输入模式名称，设备会出现一条错误提示信息，按"OK"进行确定，重新输入一个模式名称，重复上述步骤保存即可。

**2. 恢复、修改常用列表与记忆列表**

在常用列表或记忆列表中可以保存个性化模式，可以进行整个模式的修改。

## （七）选择键介绍

（1）保存键"save"可以保存模式。"保存"键只能在治疗页面中使用。
（2）计数方向键"count direction"可用于修改计数方向。
（3）重置键"reset"可重置当前的冲击数量。
（4）移动键"move"可使列表中的选项前移一个位置或后移一个位置。
（5）删除键"delete"可以从列表中删除该模式。
（6）滚动键可以向上或向下滚动页面。
（7）"OK"键则使改动设置生效。
（8）取消键"cancel"可以更改设置并取消。
（9）返回键"home"返回到开始界面。

## （八）推荐疗法

（1）推荐疗法页面可帮助操作者选择合适的治疗方法，具体在身体部位图或者疗法推荐列表中进行选择。根据治疗需要，按图中圆圈部位选择合适的治疗方式。

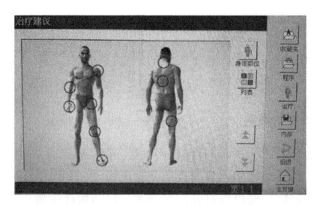

（2）根据推荐疗法列表选择适宜的治疗，按"列表"键打开列表。

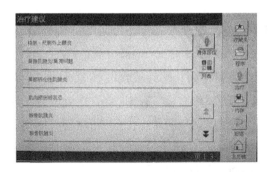

（3）具体症状选择以后，弹出显示具体疗法名称及信息的页面。

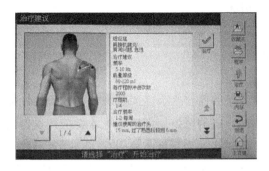

按"疗法"键打开疗法模式页面。按"信息"键显示疗法信息窗口。根据需要对患者进行冲击波治疗。

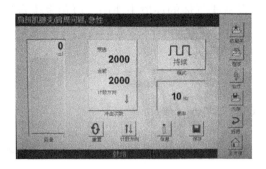

## （九）冲击波治疗仪适应证

用于肌肉损伤、肱骨内上髁炎、慢性髌骨肌腱炎、肩周钙化性肌腱炎、跳跃膝、骨质增生和跟腱炎、足底筋膜炎、激痛点、骨膜炎/胫纤维发炎（术后紧绷）疼痛的辅助治疗。

## （十）禁忌证

治疗部位及周围的血管疾病、恶性或良性肿瘤周围、治疗区域局部感染、软骨表面或靠近胸椎小关节的脊柱、孕妇、儿童的骺板位置禁用；心脏起搏器、镇痛泵、金属植入物周围使用冲击波可能会由于震动造成损伤，因此也不适用。不适用于存在凝血障碍或患者正在接受的治疗带来凝血改变的情况；在治疗区域存在神经系统疾病导致的血管舒缩功能受损的患者。

若患者有感官受损、严重的植物神经失调症、醉酒等情况，在使用时需要治疗师随时观察病人的情况。

## （十一）注意事项

（1）冲击波治疗设备的操作人员需要熟悉仪器设备的性能，掌握操作方法。

（2）只有经过培训合格的医生、理疗师等才能进行设备的操作使用。

（3）冲击波的手柄在一次治疗最多使用 6000 冲击后应该休息 15min。

（4）目前接受的治疗，如凝血的减少、改善或延长凝血时间（比如阿司匹林），这些患者更容易出血，需要谨慎使用。

（5）请勿在肺部（肋间隙）或胃肠区域进行冲击波治疗。

（6）严禁在潮湿及有害气体的环境中使用，以免发生意外情况。

## （十二）故障排除

### 1. 手柄失灵或故障

首先检查手柄安装是否正确。检查手柄电线是否受到机械性损害。

### 2. 冲击波不规则或手柄过热

（1）可能原因一：冲击波枪头磨损导致设备不能启动。

由于冲击波枪头是消耗性零件，应该在 2 百万次冲击使用后进行更换。

主要处理措施：更换磨损零件；更换冲击波枪头，彻底清洁后部圆顶。拿住手柄，在没有枪头的情况下，打开向下，以 2Hz 或 5Hz 的频率，以最低能量值发出一些冲击（最多10下），接着重新装上冲击波枪头。如果错误仍然发生，则需要更换冲击波枪头。

（2）可能原因二：冲击波产生器磨损。

由于冲击波产生器是消耗性零件，可在配置菜单中检查冲击的总次数。

主要处理措施：如果冲击总次数超过了2百万次，必须更换冲击波产生器。

### 3. 主开关失灵或黑屏

检查电源插头是否正确插入插座。检查电源线是否出现损坏。检查电力供应和电源插头。检查保险丝是否损坏，若出现损坏则需要更换新的保险丝，更换保险丝必须保证为同一名称或同一型号，更换前检查全部的电力设备，防止故障。

## （十三）错误信息显示

错误信息见表8-1。

表8-1　错误信息

| 错误信息显示 | 处理方法 |
| --- | --- |
| 状态栏显示未发现手柄 | 检查手柄安装是否正确 |
| 手柄温度异常 | 产生的机械冲击波能量造成手柄过热。为了延长手柄使用寿命，设备内置一个温度开关，一旦温度过高，设备会停止运转，强迫手柄冷却<br>如果温度开关启动，屏幕会显示一个信息，不能再进行冲击。当按"OK"键，治疗页面会返回最前，状态栏显示"温度过高"。<br>当手柄恢复正常使用温度，状态栏中的"温度过高"将变成"准备"，可以继续治疗 |
| 状态栏显示"准备"，踩下脚踏开关也不产生冲击波 | 检查冲击能量是否设置正确<br>检查脚踏开关是否正确连接<br>检查脚踏开关电线是否有损坏<br>检查脚踏开关圆顶是否能够移动，是否被锁住 |
| 未发现SD卡 | 如果SD卡没有插入，按"常用"或"记忆"键时，会显示"未发现SD卡"。插入SD卡并按"OK"键 |

# 第九章　传导热疗法

## 第一节　概述

### 一、概述

传导热疗法（conductive heat therapy）是应用各种热源为介质，将热直接传导到机体，从而防治疾病、促进机体康复的一种物理方法。常用的传热介质有石蜡、泥、地蜡、醋、酒、热气流、坎离砂等。传导热疗法也称温热疗法，其种类主要有石蜡疗法、蒸汽熏蒸疗法、湿热袋敷疗法、泥疗、地蜡疗法、砂疗等，由于传导热疗法操作方便，设备简单，适应范围广，治疗效果良好，因此临床应用非常广泛。传导热疗法的主要作用是热刺激，此外还包括某些传热介质具有的机械和化学刺激作用。

### 二、传导热疗法的主要治疗作用

#### 1. 降低肌张力和镇痛的作用

皮肤局部组织内的各种神经末梢感受器感受到热刺激的时候，会对热刺激产生反应，可以影响局部的自主神经纤维和躯体神经纤维的传导速度，以及脊髓的自主神经中枢甚至脑皮质的功能，引起复杂的脊髓相应节段反应和全身的反应，使肌张力下降。热刺激作用可以升高周围神经的疼痛阈值，因此可以减轻因肌紧张而导致的疼痛。

#### 2. 软化瘢痕、促进创面修复、松解挛缩关节的作用

温热的油质传热介质在冷却凝固后可对皮肤产生压力及润滑作用，保持皮肤

柔软而富有弹性，从而防止皮肤过度松弛而形成褶皱，可以软化瘢痕组织，还可以缓解因挛缩所致的疼痛。热刺激可以影响上皮组织的再生过程，改善皮肤营养，刺激上皮生长；体表创口受到热作用时，大量浆液性渗出物增多能够起到清除病理产物及清创的作用，阻碍细菌繁殖，加速创面的愈合。在创伤后采用热刺激配合牵拉，可以增加结缔组织的弹性及塑性，尤其当局部组织温度升高时对机体进行适当的按摩和牵拉，可以改善挛缩关节，增加关节的活动度，促进其功能恢复。

### 3. 促进组织代谢及影响炎症

热刺激可以增强组织代谢过程，使皮肤、体温及深部组织温度升高，增加组织的摄氧量，进而改善组织营养，加速组织代谢，扩张血管，增强血管通透性，有利于组织代谢产物的排出和对营养物质的吸收。热刺激会增加急性炎症反应的程度，但对慢性炎症则有明显的治疗作用，由于热刺激能增强组胺、缓激肽、前列腺素等化学介质对炎症反应的作用，可以增加周围血液中的白细胞总数，促进单核—吞噬细胞系统的吞噬功能，因此，热刺激可以起到抑制炎症发展、促进组织愈合的作用。

### 4. 改善组织营养，促进水肿物质的吸收，增强心脏功能的作用

在热刺激作用下，局部皮肤温热感受器通过神经轴突反射释放组胺和前列腺素、血管舒缓素，扩张毛细血管，使血流速度加快，增强组织营养，加快组织再生过程。某些传热介质在热刺激的作用下具有压缩作用，可以防止组织内淋巴液和血液的渗出，减轻表层组织肿胀，防止出血并促进渗出液的吸收，消除组织水肿，缓解软组织损伤初期的肿胀。在身体大范围皮肤受到温热作用时，可以加速全身血液循环，使心率增快、心脏功能增强且不引起血压及淋巴循环的明显改变。

## 第二节　石蜡疗法

### 一、石蜡疗法概述

石蜡疗法又称蜡疗，是指利用加热融化的石蜡热敷于机体体表，将石蜡作为

传导热的介质将热能传至体表，通过局部润泽和压迫来预防和治疗疾病的方法。

石蜡疗法可以改善机体组织局部的血液循环，消除组织水肿与炎症，其温热作用可以扩张毛细血管，加快血流速度，改善局部的淋巴循环，促进代谢产物的排出及对营养物质的吸收，进而抑制炎症反应并促进组织愈合。同时具有良好的止痛作用，可以促进创面愈合、软化松解瘢痕组织。适用于软组织的损伤、肿胀，各种外科疾病，软组织挫伤、滑囊炎、腱鞘炎、颈椎病、肩周炎、腰间盘突出、慢性关节炎、外伤性关节性疼痛、术后烧伤、冻伤后的软组织粘连等，可以改善关节挛缩；用于各种内科疾病，如慢性肝炎、胃肠炎、胆囊炎、慢性盆腔炎等，以及神经外伤、神经痛、神经炎、神经性皮炎等病症。

石蜡疗法禁用于以下情况：皮肤对蜡疗过敏者；高热、昏迷、急性化脓性炎症、风湿性关节炎活动期、开放性伤口、感染性皮肤病、厌氧菌感染、有出血倾向患者；甲状腺功能亢进、恶性肿瘤、结核病、心肾功能不全患者；肾衰竭、温热感觉障碍者；1岁以下的婴儿及孕妇腰腹部。

## 二、石蜡疗法操作方法

### 1. 仪器设备

准备熔点为 50～55℃ 的白色医用石蜡。电热熔蜡槽的上层为蜡液，底层为水，在蜡槽底部通过电热法加热熔化石蜡；也可以隔水加热熔化石蜡。此外，还需要准备耐高温塑料布、盘子（木盘、铝盘、搪瓷盘等）、排笔、铝勺、温度计、保温棉垫、刮蜡小铲刀、毛巾等。

### 2. 操作程序

治疗前，一般采用隔水加热的方法，对医用石蜡块进行加热，使其完全熔化，待其温度达 80℃ 以上时，备用。

（1）方法一：蜡饼法。

将加热后完全熔化的石蜡液体倒入搪瓷盘中，保持蜡液厚度 2～3cm，待其自然冷却，直至石蜡初步凝结成块（表面温度 45～50℃）。操作者用刮蜡小铲刀从盘中取出蜡块。嘱咐患者取自我感觉舒适的体位，充分暴露治疗部位，将蜡块敷于需要治疗的部位，并外包塑料布与棉垫进行保暖。每次治疗 20～30min。治疗完毕后，打开塑料布及棉垫，取出冷却的蜡块，观察患者部位的皮肤状态，擦去患者皮肤上和蜡块上残留的汗液，蜡块进行清洗后放回蜡槽内。治疗频率为每天或隔天1次，15~20次为1个疗程。

（2）方法二：刷蜡法。

将加热后完全熔化的石蜡液体自然冷却到55~60℃，放置在熔蜡槽或倒入搪瓷盘中。患者取自我感觉舒适的体位，充分暴露治疗部位。治疗师用排笔蘸取部分蜡液后涂刷在患者治疗部位的皮肤上，使蜡液在患者治疗部位的皮肤表面冷凝成一层薄蜡膜，再在蜡膜外层反复涂刷，当蜡膜层厚0.5~1cm时，或继续将蜡膜层涂刷至1~2cm，或再包裹一块热蜡饼，然后外面用棉垫、塑料布包裹刷蜡后的患者部位进行保温。需要注意的是，每次刷蜡层的边缘不要超过第一层，以免发生不必要的烫伤。每次治疗20~30min。治疗完毕后，将患者治疗部位的蜡块取下，剥下蜡膜层，用毛巾擦去患者皮肤上和蜡块上的汗液，蜡块进行冲洗后，将其放回蜡槽（盆）内。治疗频率为每天或隔天1次，15~20次为1个疗程。

（3）方法三：浸蜡法。

适用于患者不规则患处的治疗。将加热后完全熔化的石蜡液体冷却到55~60℃，放置在熔蜡槽或倒入搪瓷盘中。患者取自我感觉舒适的体位，充分暴露治疗部位。将患者需要治疗的手（足）涂上一层凡士林，再将其浸入蜡液后立即提出。蜡液会在手（足）浸入部分的表面冷却并形成一薄层蜡膜，如此反复浸入并提出冷却多次。需要注意的是再次浸蜡时，蜡的边缘不可超过第一层蜡膜边缘，以免发生不必要的烫伤。反复操作后直到体表的蜡膜层厚度达到0.5~1cm，成为手套（袜套）样，然后浸于蜡液中。每次治疗20~30min。治疗完毕，将患者手（足）从蜡液中提出，将蜡膜层剥下并擦去患者皮肤上的汗液，将蜡膜进行冲洗后放回蜡槽中。治疗频率为每天或隔天1次，15~20次为1个疗程。

**3. 清洁使用过的石蜡**

治疗使用过的石蜡，每次都应先擦去蜡块表面所沾的汗水和毛发、皮屑等杂物，进行充分清洗后才可以放回蜡槽内进行加热及反复使用。石蜡使用一段时间后，由于混入杂质会变黄，导致石蜡含量减少，因此需要操作者视实际情况定时加入10%~20%新蜡，保持石蜡清洁和纯度。石蜡使用一段时间后还需要定时清除杂质，可以采用水洗沉淀法清除石蜡中的杂质，即将石蜡熔化后加入石蜡量1/3~1/2的热水，充分混合搅拌后静置一段时间，石蜡上浮、水和杂质下沉，此时取出上层的石蜡即可，也可以从蜡槽底部排出水与杂质。

**4. 操作要领及注意事项**

（1）熔解石蜡时必须隔水间接加热，不得直接加热石蜡，以免石蜡变质、烧焦、燃烧，由于石蜡易燃，应注意保存与防火。

（2）进行蜡疗前，需要事先清洗患者治疗部位的皮肤，去除皮屑、毛发等。

（3）在蜡疗过程中，患者若出现感觉过烫等情况，操作者应及时中止治疗，检查原因并给予对症处理。操作者在治疗过程中需要嘱咐患者不得随意活动治疗部位，防止蜡块或蜡膜层破裂，导致蜡液流动而出现烫伤。

（4）由于个人体质等原因，在进行蜡疗后，少数患者的治疗部位可能出现皮疹、瘙痒等过敏反应，若出现过敏反应需要立即停止蜡疗，并给予对症处理。面部用蜡应单独加温熔化。对患者感觉障碍或血液循环障碍的部位进行蜡疗操作时，蜡温控制宜稍低，在治疗过程中要时刻注意观察患者情况，防止出现烫伤。对骨突部位进行蜡疗时，应垫小块胶布防止出现烫伤。

（5）每次治疗后都需要擦去蜡块表面的汗水等杂物，对使用过的蜡块进行清洗后方可放回蜡槽反复加热使用，但应定时采用"水洗法"清除杂质，对石蜡进行消毒并根据实际使用情况及时加入新蜡，保持石蜡的清洁和纯度。

（6）定期对设备进行检查，检查电热蜡槽的恒温器及电线，避免过热而引起燃烧等意外情况。

# 第三节　湿热袋敷疗法

## 一、湿热袋敷疗法概述

湿热袋敷疗法又称为热袋法、热包疗法，是指将加热好的热袋置于身体的患病部位或身体的某个特定位置，利用热袋中的硅胶加热后散发出的热和水蒸气作用于机体，治疗局部疾病的一种物理疗法。湿热袋敷疗法主要的治疗作用为温热和深层热疗，利用温度和药效达到温通经络、调和气血、祛湿驱寒的目的。由于该治疗方法简单易行，在临床上使用相当广泛。

湿热袋中硅胶颗粒中含有许多微孔，通过在水箱中加热后吸收大量的热和水分，治疗时再缓慢释放出热和水蒸气，可以使末梢神经的兴奋性降低，缓解疼痛，软化、松解瘢痕组织和挛缩的肌腱；具有扩张血管、加强血液循环、促进代谢、改善组织营养的作用；可以提高毛细血管的通透性，促进渗出液的吸收，消除局部组织水肿。适用于软组织扭挫伤恢复期、腱鞘炎、颈椎病、骨折及脱位康复期、慢性关节炎、肩关节周围炎、肌纤维组织炎、关节挛缩僵硬、关节纤维强直、坐骨神经痛、周围神经外伤、各种慢性内科炎症等。

## 二、湿热敷装置操作使用方法

### 1. 仪器设备

湿热敷装置由主机和湿热敷袋组成,在进行各种物理治疗和手法治疗前可以先进行湿热敷治疗。

### 2. 注意事项

(1)不能在高频电磁场的环境中使用。选择使用和设备配套的配件及零件,防止设备对患者产生危险。

(2)由于设备在开机和关机时会对附近的设备产生电磁干扰,因此应正确安装、远离干扰的仪器,可以通过与受干扰的仪器分用不同的电源插座,以及通过增加湿热敷装置和受干扰仪器之间的距离的方法来减少电磁干扰情况的发生。

(3)在实际使用中,建议湿热敷的治疗温度为75℃,操作者也可以根据患者的实际情况确定适宜的治疗温度。由于装置的加热温度在50~95℃可调,在每次使用之前需要保证充足的时间将热敷袋温度升高到稳定的治疗温度。操作者在患者每次使用前后都需要再次检测水温。

(4)使用前,操作者首先检查热敷袋袋体是否完整,若出现热敷袋穿孔或磨损的情况,热敷袋内的保温物质会从纺织布中渗出,导致热敷袋出现宽松甚至变空的情况,此时的热敷袋已无保温作用,需要立即更换新的热敷袋。

(5)保持加热箱水面高出热敷袋顶部,防止因热敷袋温度过高而导致患者烫伤。由于日常蒸发,加热箱中的水会流失,因此操作者需要每天对水面进行检查。

(6)在患者进行湿热敷治疗时,操作者首先使用毛巾或毛巾布套包裹热敷袋,判断包上毛巾后热敷袋的温度是否适合患者情况,确认温度适宜后才能将热敷袋敷于患者身上。在进行热敷治疗时,操作者及在旁人员需要随时观察患者反应和热敷部位的皮肤状态,防止患者出现烫伤。注意严禁直接坐或躺在热敷袋上。

(7)热敷袋在使用后需要放回加热箱中,方便下次继续使用。为了保护操作者,从加热水箱中取出热好的热敷袋时需要戴隔热手套或使用其他隔热设备。

(8)水箱中装满热水的状态下不要移动装置,否则可能会打翻水箱引起烫伤。如果确实需要在设备装满热水时移动，操作者必须十分谨慎，建议当水温冷却到49℃以下时再移动机器。按照说明书中保养维修部分的说明来定期清洗加热箱。

（9）在长时间不使用的情况下，需要切断湿热敷装置电源线，取出热敷袋，将湿的热敷袋用塑料布包好，储存于冰箱中。同时倒掉加热箱的水，对加热箱进行彻底清洁后，用布盖住设备并将其放在通风干燥的地方。

（10）湿热敷装置在使用中应保持平整，放置在能承受装置装满水后重量的水平地面上。使用前应检查电源线的完整性，防止发生火灾或触电等危险，使用AC220V，50Hz 的电源和有效接地的插座。

（11）热敷袋不能与碳氢化合物接触。请勿在易燃、有害气体的环境下使用，以免发生危险。由于含氯添加剂可能导致加热箱及配件生锈变质，因此应该避免在加热箱中添加含氯的添加剂。

（12）无论出现何种异常情况，均需要关闭电源，拔掉电源插头，立即停止使用。

### 3. 禁忌证

患者治疗部位存在感染、皮肤溃疡和开放性伤口；活动性肺结核、恶性肿瘤；出血倾向等全身性疾病、对药物过敏；孕妇腰部及腹部；心肺功能衰竭；损伤急性期的淤血肿胀；高热、皮肤病；偏瘫、截瘫等感觉神经功能障碍，局部皮肤感觉障碍。

### 4. 主要性能及主要技术参数

设备参数见表9 – 1。

表 9 – 1　设备主要参数

| 温度范围 | 50 ~ 95℃ 可调，开机默认为75℃ |
| --- | --- |
| 加热时间 | 从室温25℃加热至75℃需 200min |
| 冷却时间 | 从75℃开始冷却至25℃需 200min |
| 超温停止加热范围 | 98 ~ 100℃ |
| 水箱的体积 | 70L |
| 正常工作条件 | 环境温度 5 ~ 40℃；相对湿度≤80%；大气压力 86.0 ~ 106.0kPa；电源：AC220V，50Hz |
| 贮存和运输条件 | 环境温度 –20 ~ 55℃；相对湿度≤93% |

### 5. 安装要求

仪器应放置在温度为 5~40℃、相对湿度≤80%、洁净、通风的室内，确保仪器的周围至少有 5cm 的空隙。严禁在仪器上放置含二价铁的材料（如回行针、订书钉、钳子等）或有腐蚀性的液体。

### 6. 操作步骤

（1）设备按键说明见表 9-2。

表 9-2　设备按键说明

| 温度显示 | 如果需要设置加热温度，通过上升或下降按键进行设置，温度显示屏显示设置的温度；温度设置完成后，显示屏显示水箱实时温度 |
|---|---|
| 温度增加/减少键 | 按"上升"按键温度设定增加；按"下降"按键温度设定降低。设置的温度在"温度"中显示 |
| 自动模式指示灯 | 装置处于自动运行模式时，"自动模式指示灯"亮，装置每天在早上 6 点自动开机加热，下午 5 点自动关机停止加热；自动运行模式关闭时，"自动模式指示灯"灭，表示需要通过电源开关来控制装置的加热时间 |
| 工作指示灯 | 湿热敷装置处于"加热"状态时呈绿色；处于"保温"状态时呈黄色；出现故障时呈红色 |
| 自动模式控制按钮 | 可以实现湿热敷装置工作模式之间的转换。灯亮表示已经选择自动模式。灯灭表示已经选择手动模式 |

（2）设备具体操作使用方法：

①首先连接设备电源线，将电源线一端插入湿热敷装置的电源接口中，另一端插入标准的良好接地的电源插座中，保证电源安全接地。

②关上湿热敷装置后面的排水阀，装上网状挂物架，向加热水箱中注水至水箱容量的 3/4，将热敷袋挂到网架上。

③打开电源开关后，湿热敷装置进入自动运行模式。若自动模式开启，设备每天早上 6 点启动加热部件进行加热，工作指示灯呈现绿色。当湿热敷装置的水温加热到设定温度后，设备停止加热，处于保温状态，工作指示灯呈现黄色（当水温降到低于设定温度时，装置会自动转至加热状态）。每天下午 5 点，设备会

自动关闭自动加热及保温功能。

④再次按下"自动"按键，仪器关闭自动运行模式，自动指示灯灭，此时设备处于手动模式。手动模式的操作方法为：打开电源，仪器进入加热、保温状态；使用完毕后，关闭仪器的电源开关，仪器停止加热。

⑤对患者进行湿热敷治疗时，操作者将加热好的热敷袋从加热箱中取出，检查温度后包上毛巾，置于患者需要治疗的部位。（操作者可根据热敷袋的温度及患者的实际情况，选择包裹的毛巾数量，随着热敷袋温度自然冷却，逐步撤去热敷袋外层的毛巾，保持患者舒适、缓和、持久的治疗温度）。

⑥治疗完成后，从患者身上取下热敷袋，把热敷袋从毛巾布套中取出，挂回加热箱的热水中（便于热敷袋下次使用并保持热敷袋的清洁），毛巾布套使用后及时进行清洗晾晒。

注意：湿热敷的治疗温度建议设置为75℃左右，严禁躺于热敷袋上或设置过高的温度。在进行热敷治疗时，若患者病情加剧或有任何不适，均应立即停止治疗。

### 7. 保养及维修

（1）仪器设备及其相关部件需要管理人员进行定期检查。

①检查仪器与设备电源线是否接触良好，电源线是否出现变形、断裂、断线等情况。若出现上述情况需要立即更换新的电源线，防止因为漏电而引起火灾。

②湿热敷装置在运行时，需要保证加热箱内的水面高出热敷袋的表面。由于在使用过程中水分的自然蒸发及流失，为了保证加热箱水面的高度，需要根据使用情况及时往加热箱中加水。

③加热箱需要定期清洁，至少两个星期进行一次清洗、排空，并对装置进行检查，使用过程中要检查温度传感器和浮球（水位开关）的使用情况，避免出现损坏的情况。

（2）设备的清洁保养。

①在对仪器设备进行定期清洗时，首先需要断开设备的电源开关，拔掉电源线。需要选择不含氯离子或者氯离子含量较低的清洁剂或漂白剂进行设备的清洁工作，若水中含氯较高时，可以在水中添加除氯剂。

②在清洗过程中，要注意使用柔软的棉布清洗加热箱的内壁和表面，避免使用材质较硬的钢刷或钢丝球等物品对设备进行擦洗，防止对设备造成磨损。

③水中的矿物质在加热后会形成沉积物附着在加热箱内部及表面，容易导致设备装置生锈，若在温度传感器上出现沉积物，则会影响装置的加热效果，造成

温度显示的差异；若在浮球（水位开关）上出现沉积物，可能会导致浮球（水位开关）失灵，烧坏加热板，因此要尽可能除掉矿物质沉积物。如果水中反复出现矿物质沉积物，需要增加设备的清洗频率，以保证设备的正常运行。需要注意的是，由于温度传感器的敏感性，因此在清除温度传感器上的沉积物时需要谨慎操作。

④防止仪器设备生锈，因此要避免使用容易导致设备生锈的添加剂，如茶叶、精油等。另外，不能将含有二价铁的物品放置于仪器设备的表面（如回形针、安全别针、挂钩等）。

⑤设备在使用过程中由于水位高，因此不要轻易移动设备位置，防止热水外溢造成周边人员的烫伤。若确实需要移动设备时，需要在保证安全的情况下进行，并建议在水温降至49℃以下时再进行设备的移动操作。

（3）设备保险丝的更换方法：关闭设备电源，取下仪器的电源插头，保证在断电的情况下进行操作；使用螺丝刀拧开保险丝的外壳；找到损坏的保险丝，在正确位置换上新的保险丝；关闭保险丝的外壳；接通设备电源开关。在更换保险丝时，操作者一定要防止触电，注意用电安全。

（4）仪器设备应妥善保管，将其存放在通风干燥处，防止电磁干扰并做好清洁保管。

## 8. 故障现象产生的原因及排除的方法

设备故障原因见表9-3。

表9-3　设备故障原因

| 故障现象 | 产生的原因 | 排除的方法 |
| --- | --- | --- |
| 1. 电源接通后，设备温度无变化 | 1. 未接通设备电源<br>2. 电源保险丝损坏<br>3. 恒温控制器损坏<br>4. 湿热敷加热垫故障 | 1. 检查电源的状态，仪器的电源插头与插座连接是否紧密<br>2. 更换新的保险丝<br>3. 更换新的恒温控制器<br>4. 联系售后人员 |
| 2. 加热箱内出现混浊 | 1. 热敷袋破损渗出<br>2. 加热箱清洗不彻底 | 1. 更换新的热敷袋<br>2. 放掉加热箱的水，并清洗加热箱 |

| 故障现象 | 产生的原因 | 排除的方法 |
|---|---|---|
| 3. 热敷袋过热 | 1. 设置过高的加热温度<br>2. 恒温控制器损坏，温度控制作用失灵 | 1. 将设置的加热温度降低<br>2. 更换新的恒温控制器 |
| 4. 热敷袋过冷 | 1. 设置过低的加热温度<br>2. 恒温控制器损坏，温度控制作用失灵 | 1. 将设置的加热箱的加热温度升高<br>2. 更换新的恒温控制器 |
| 5. 加热箱内的水出现沸腾 | 恒温控制器损坏，温度控制作用失灵 | 更换新的恒温控制器 |
| 6. 加热箱生锈／无光 | 1. 加热箱附近存放含亚铁离子的材料<br>2. 加热箱内部存放含亚铁离子的物品<br>3. 加热箱内的水含有高浓度的氯离子 | 1. 移开加热箱上含二价铁的物品（如铁钉、订书机等）<br>2. 移开加热箱内含亚铁离子的物品，彻底清理加热箱<br>3. 在水中加入除氯试剂，对加热箱进行清理 |
| 7. 工作指示灯变为红色，设备停止加热 | 1. 加热箱内水容量过低<br>2. 加热箱的恒温控制器损坏，加热箱内温度设置过高 | 1. 在加热箱内注入加热用的水<br>2. 更换新的恒温控制器 |

# 第十章　磁疗法

## 一、概述

磁场疗法简称为磁疗（magnetotherapy）。磁疗法是一种利用磁场作用于人体患处局部穴位或全身，以达到治疗疾病目的的一种物理治疗方法。磁疗法在国内外应用于临床的历史悠久，对机体有多方面的治疗作用。磁疗法可以吸引人体内的所有含铁体液，影响机体的电荷运动及电流分布，改变机体组织细胞生理生化过程，促进人体的新陈代谢，适用于所有炎症、感染和溃疡等疾病的治疗。

磁场包括静磁场、动磁场。

静磁场的磁场大小和方向不随时间改变而变化，又称恒定磁场。静磁法是将磁片直接贴敷在患者的患病部位或穴位，用胶布或伤湿止痛膏固定。在患者患病部位贴敷时，可以选择患处或邻近穴位，也可以根据需要选择远隔部位的穴位。由于磁片贴敷时间较久，为了防止汗液侵蚀磁片而生锈，建议贴敷时在磁片与皮肤之间垫一层纱布，并且根据患处的大小选择合适的磁片。常用的方法有直接贴敷法、间接贴敷法、耳穴贴磁法和磁电法。直接贴敷法是指将磁片或磁珠直接贴敷于腧穴或病灶区的腧穴或阿是穴，进行穴位刺激，是临床上最常用的一种方法。间接贴敷法是将磁片缝在固定的布料里，形成固定器，使磁场能准确地作用于治疗部位，如常用的磁腰带。耳穴贴磁法是在耳廓穴位上贴敷磁珠。磁电法是将两片1500高斯以上的磁片固定于所选穴位上，再将电针仪的输出导线连接磁片，通以脉冲电流，对相应部位给予刺激的一种方法。

动磁场的磁场大小和方向随时间改变而变化。包括交变磁场、脉冲磁场和脉动磁场。动磁法是将高磁场强度的磁体安置在一个动力机械上，使磁片随之转动而产生脉动磁场或交变磁场。另一种方式是铁芯线圈，通以交流电或直流电而产生交变磁场或脉动磁场。

## 二、磁疗法的治疗作用

磁疗法通过对心血管系统、机体代谢及免疫内分泌系统的影响而作用于机体。磁场对血管功能有双向调节作用，能够调整血管的舒缩功能，从而改善血液循环。磁场可以降低全血的黏稠度，可以增强胃肠生物电的活动，加快胃肠蠕动，促进胃肠吸收，可以促进血中脂类物质代谢，降低血脂。不同时间和强度的磁场对凝血系统产生不同的影响。有研究表明高强度静磁场作用于动物头部，动物血液的凝固性升高，纤维蛋白活性增高；低强度磁场对凝血系统影响不大。强磁场长时间作用可显著地减缓血流的速度，可用于内部止血和调节血流速度。

磁场可以提高机体的免疫功能，提高白细胞吞噬和总补体水平。磁场可以改变细胞膜电位及离子通道，抑制中枢神经元，增加成骨细胞分化及活性，加快血流速度，扩张血管，改善机体的微循环，促进红细胞聚集体解聚，激活下丘脑—垂体—肾上腺系统，增加其分泌物的合成与释放。

磁场具有消炎、消肿、止痛的作用。磁场通过增加血液循环，提高组织的通透性，促进炎性物质的排出，减轻水肿，同时可以提高组胺酶、乙酰胆碱酯酶等活性，降低致炎物质浓度，起到消散炎症的作用。磁场可以纠正缺血、缺氧、水肿及致痛物质的聚集而导致的疼痛。

对磁场作用最敏感的是神经系统，磁场可以增强神经中枢的抑制过程，改善睡眠状态，延长睡眠时间，具有镇静的作用。静磁场的镇静作用要强于动磁场，临床上可以用于治疗失眠、神经衰弱。

脉冲式动磁场可使皮肤对化学刺激的敏感性增加，使皮肤对某些离子的渗透性增强。静磁场有降低致敏的效果，能减轻致敏皮肤的变态反应。在磁场作用下，体内许多生理过程和机能活动会发生改变。例如，脂质的过氧化反应和氧化还原过程、某些酶的活性、细胞器的机能活动、生物膜通透性、内分泌功能及微循环的改善等，因此引起的组织代谢变化复杂。

磁场可以增强小肠的吸收功能，提高胆碱酯酶活性，使肠道分泌减少，蠕动减慢，有利于水分和营养物质在肠黏膜的吸收，还有抗渗出的作用。因此，磁场具有止泻的作用，对于炎性腹泻具有很好的治疗作用。

磁场可以改变血液循环，改善局部的营养和氧供，有利于骨组织细胞的新生，具有促进骨折愈合的作用。磁场作用增加了成纤维细胞内水分和盐类物质，使前胶原蛋白分泌功能障碍，溶酶体酶释放增多，促进了细胞的吞噬作用，防止瘢痕的形成。磁场的扩血管作用，使创面血供增加，保证了充足的营养物质和氧，加速了创面的愈合。此外，磁疗还可以使一些良性肿瘤缩小或消失。

## 三、磁疗法的适应证

高血压、急慢性胃炎、慢性结肠炎、风湿性关节炎、类风湿关节炎、骨关节炎、肌纤维组织炎、三叉神经痛、神经性头痛、神经衰弱、急慢性软组织损伤、外伤性血肿、颈椎病、腱鞘囊肿、软组织挫伤、肩周炎、骨关节炎、术后痛、血管瘤、胆石症、前列腺炎、尿路结石、滑囊炎、月经紊乱、颞下颌关节功能紊乱、痛经、单纯性婴幼儿腹泻、遗尿、皮肤溃疡、耳鸣、耳聋等。

## 四、磁疗法的禁忌证

目前磁疗法尚未发现绝对的禁忌证。但以下情况下禁用或者慎用：严重的内脏及血液疾病；心绞痛，高热患者；急性出血或有出血倾向；孕妇的下腹部及女性月经期；体质衰弱或过敏体质者；体内植入心脏起搏器或大脑神经刺激器等。

## 五、交变磁场治疗仪

### 1. 交变磁场治疗仪产生磁场的原理

交变磁场治疗仪属于脉冲磁场，主机可以产生间歇脉冲电流通入磁环线圈，进而生成不同频率的脉冲磁场。其磁场的特点为间歇式出现，操作者可以根据实际需要设置磁场的频率、波形和峰值。设备附带 MP3 音乐功能，增加了患者治疗过程中的舒适度。

### 2. 适应证

同磁疗法适应证。

### 3. 禁忌证和副作用

（1）心脏患者；严重的心、肺、肝、肾衰竭的患者。

（2）妊娠期患者；癫痫患者。

（3）体内有心脏起搏器或其他电子植入物者（至少保持 1m 距离以上）；佩戴金属假肢。

（4）动脉血压严重不稳定者；神经系统严重紊乱者。

（5）体质虚弱不能耐受者；以往使用磁疗出现不良反应的患者。

### 4. 磁疗法使用注意事项

（1）妇女月经期间不适用磁疗治疗；磁场治疗出现不良反应的患者（如头痛、局部疼痛、发痒、头晕，眩晕或失眠）。

（2）使用设备时不可同时使用溶液和软膏；控制使用时间，建议患者饭后不可以立即接受治疗。

（3）建议每天治疗不可超过 2 次。

（4）记录磁疗过程中可能出现的一些副作用，例如恶心、呕吐、心悸、心慌、无力、胃肠功能减退、胸闷、头昏、白细胞减少、皮炎等，若发生以上不适情况，请立即停止使用。

### 5. 磁疗仪型号、规格、参数特点

磁疗仪主要部件包括主机、磁环、温振电极、治疗床等。

（1）产品名称为交变磁场治疗仪，设备电源电压、频率及功率分别为 220V、50Hz、1200VA 及 1400VA。

（2）设备工作方式为独立输出。

（3）设备工作环境为温度 5~40℃、相对湿度≤80%。

（4）磁场强度为 0~25mT；调制频率分别为 2~100Hz（正弦波）、5~1000Hz（方波）。

（5）磁疗仪的波形为校正正弦波——方波，磁环可以自由移动，附带 MP3 音乐功能。

（6）设备使用治疗时间为 60min 以内。

（7）设备温度 35~55℃；振动强度分为强、中、弱三挡；输出通道为双通道。

### 6. 仪器的运输与储存环境建议

仪器的运输与储存环境见表 10-1。

表 10-1　运输与储存环境

| 储存温度 | -20~55℃ |
|---|---|
| 相对湿度 | 相对湿度≤93%、无冷凝现象 |

操作者在使用磁疗设备过程中应注意以下事项。

（1）在设备使用过程中，保证仪器设备内部及外部环境的干燥，禁止在潮湿、有害气体存在的环境中（如浴室、桑拿房）使用。

（2）由于磁场对外界环境的干扰，在使用仪器设备的过程中，设备禁止靠近任何显示设备（如电脑、电视机等），会造成其他设备显示的异常，因此也不可以将其他磁性设备（如软盘、钟表等）靠近本设备，防止互相干扰。

（3）设备使用之前，操作者首先需要检查仪器设备的完整性，以及是否有损坏的情况。正确连接设备的电源线，确定电源功率输出端的相关参数，保证设备电源线的正确连接，选择适宜的电源插座。

（4）设备在使用过程中要严格按照操作规程进行操作。

## 六、磁疗仪使用操作方法

### （一）仪器面板

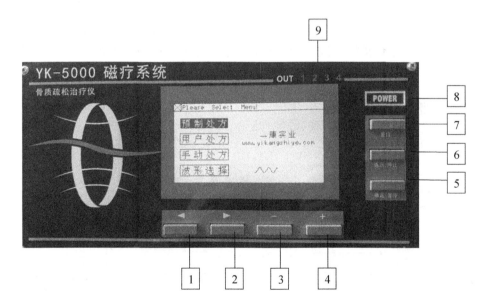

（1）选择上一个菜单的按钮"◄"：选中后，菜单将反色显示。

（2）选择下一个菜单的按钮"►"：选中后，菜单将反色显示。

（3）控制磁环向床尾方向移动"－"：对参数及温度进行设置。

（4）控制磁环向床头方向移动"＋"：对参数及强度进行设置。

（5）通过使用"确定/暂停"键可以确定进入子菜单及确定处方参数，可以启动及暂停治疗。

（6）通过"返回/停止"键可以返回上一个菜单，停止治疗。

（7）通过"复位"键可以返回仪器设备的开机界面。

（8）"POWER"按键为电源指示键。

（9）"OUT 1 2 3 4"按键对应输出通道工作指示。

## （二）操作流程

### 1. 启动机器

检查设备电源连接，确定正确的连接线路后，按下设备的电源开关，进入主目录界面。在主目录中，操作者可以通过"◄"按键或"►"按键根据实际情况选择不同的操作模式。

设备目录中设置了预制处方模式、用户处方模式和手动处方模式三种模式。按"确定/暂停"按键进入相应的操作模式。在开始治疗时，操作者首先选中"波形选择菜单"，系统默认为"正弦波"，通过"确定/暂停"按键，选择需要的治疗波形（正弦波或方波）。设备在工作情况下，选择波形的"确定/暂停"按键无效，设备会发出间断的警示音，因为治疗开始后不能改变波形。

### 2. 预制处方模式

界面如下：

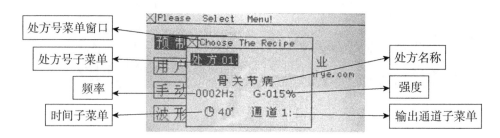

在预制处方模式下，设备所有处方都是预制处方，即系统已经设定好相关的治疗参数，操作只能选择相应的预制处方，不能对预制处方的名称、频率、波形和强度等进行更改，但可以根据需要选择不同的处方，改变治疗时间及输出通道。

（1）选择处方的操作方法：

打开处方号菜单窗口，通过"◀"按键或"▶"按键，选中"处方号子菜单"。通过"＋"按键选择下一个处方，通过"－"按键选择上一个处方；在主目录的"波形选择菜单"中，通过"确定/暂停"按键选择相应的波形，确定选择"正弦波"时，处方选择范围是1～35，确定选择"方波"时，处方选择范围是36～50。

（2）设置时间的操作方法：

打开处方号菜单窗口，通过菜单"◀"按键或"▶"按键，选中"时间子菜单"。操作者可以通过"＋"按键或"－"按键对时间进行设置，时间的单位为分钟，最大治疗时间是60min。在操作过程中要注意时间不能设置为"00"。

（3）输出界面操作方法：

设置好需要使用的处方相关参数以后，操作者可以按"确定/暂停"按键，进入设备的输出通道界面，如下：

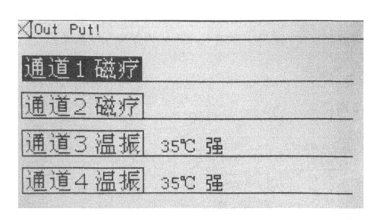

①输出通道选择完成以后，再次按下"确定/暂停"按键，相应的通道显示"当前输出的处方""治疗时间"和"启动"，在控制台的显示上，当前的输出通道的编号处于闪烁状态，表示此通道正在工作。设备的磁疗系统输出通道为1、2；温振系统输出通道为3、4。

②在设备的输出界面，启动通道1或2时，可以通过"＋"按键或"－"按键控制磁环移动或者停止。

**备注：**磁环移动方式有两种，分别为定位方式和自由移动方式。定位方式是指用户设定磁环移动到指定位置对患者进行治疗。自由移动方式是指磁环自动循环对患者进行全身治疗。

从定位方式切换到自由移动方式的方法：在输出界面选择需要控制的磁环，

长按"＋"键后，直到长鸣提示音响起，表示完成从定位方式切换到自由移动方式。

从自由移动方式切换到定位方式的方法：在输出界面选择需要控制的磁环，长按"＋"或"－"按键，就可以实现切换。

**备注**：切换磁环移动方式需要注意，如果没有接输出时启动输出，设备启动后会发出三声警示音。系统默认自由移动方式。

③当再次按下"确定/暂停"按键后，可以暂停相对应的通道工作，若再按一下"确定/暂停"按键则可以继续治疗。

④操作者可以通过按"返回/停止"按键停止相对应的输出通道工作，并返回"处方号菜单窗口"。

⑤设备开始治疗后，时间每跳一次减少1min，直到显示"00"，通道显示"停止"时，表示设备停止工作，同时设备发出停止提示音。若此时操作者需要对患者继续治疗，可以通过再次按下"确定/暂停"按键继续治疗。

⑥通过"返回/停止"按键，可以返回菜单的上一个窗口。

**备注**：在预制处方模式下，所有处方系统会自动选择波形。

### 3. 用户处方模式

界面如下图：

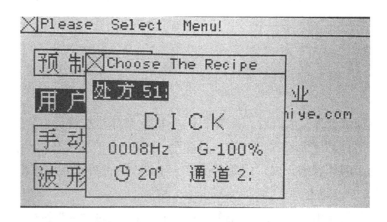

在用户处方模式下，操作者可以调用自己已经存储过的处方，并且处方的频率和强度不能再做更改，只可以改变时间和输出通道。操作方法为操作者在主目录中，选择"波形选择子菜单"，此时系统默认为正弦波，通过"确定/暂停"按键，选择波形"正弦波"或"方波"。当主目录选择"正弦波"进入"用户处方模式"时，可以选择的处方为51～60；当主目录选择"方波"进入"用户处方模式"时，可以选择的处方为 61 ~ 70。对时间和输出通道进行设置，治疗启动，则按"预制处方模式"下的方法及步骤进行治疗操作。

### 4. 手动处方模式

界面如下图：

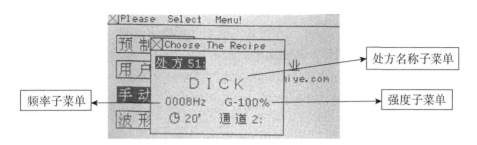

在手动处方模式下，操作者可以根据实际需要创建一个适宜的个性化处方，共可以创建 20 个处方，可以对处方的所有参数即处方名称、频率、强度、时间和输出通道进行修改。主目录中选择"正弦波"时，可以选择的存储范围为 51 ~ 60；选择"方波"时，可以选择的存储范围为 61 ~ 70。创建后的处方自动存储到"用户处方模式"下相对应的处方号。

创建处方的操作方法：

（1）在主目录下的"波形选择子菜单"中选择需要创建处方的输出波形（正弦波和方波）。

（2）进入"手动处方模式"，设置需要的强度、频率、时间和输出通道。按上述"预制处方模式"下的步骤及方法进行操作治疗。

（3）频率的设置方法，在处方号菜单窗口中，通过菜单"◀"按键或"▶"按键，选中"频率子菜单"，通过"＋"或"－"按键设置治疗需要的频率，单位为 Hz。

（4）强度的设置方法，在处方号菜单窗口中，通过菜单"◀"按键或"▶"按键，选中"强度子菜单"。通过"＋"按键或"－"按键设置治疗需要的强度。

（5）对处方进行命名，处方字符长度为四个英文字母。在选中"处方名称子菜单"时，通过"＋"按键或"－"按键选择字母。

（6）通过"确定/暂停"按键，可以进入输出界面，按"预制处方模式"的步骤及方法进行操作。

**5. 温振输出**

温振输出为 3、4 通道。在输出界面，系统默认的输出温度为 35℃，强度大小为"强"。

（1）操作者通过"－"按键对温度进行设置。

（2）通过"＋"按键对振动强度进行设置。

（3）时间的设置可以参照"预制处方模式"的操作。

（4）通过"确定/暂停"按键启动输出。

**备注**：只有选择了相应的温振通道以后，才可以对温度和强度进行设置。在温振工作过程中，输出的温度和强度也可以进行更改。

**6. 操作规范**

设备在使用过程中要严格按照操作规程进行操作，操作者需要注意以下几个方面：

（1）在治疗过程中，温振电极在使用过程中弯曲度不能超过 90°。

（2）对于电源开关及控制启动输出与停止输出的切换键的操作不能过于频繁。

（3）不能频繁无休止地朝反方向移动控制磁环。

（4）操作者的按键操作要控制力度，不可用力过猛。

（5）在应用过程中，首先确定适合的治疗波形，再选择适宜的治疗处方。

（6）在确定好相关治疗参数后，设备启动治疗，在启动治疗后不能再进行波形的更改。

（7）设备自带的音乐播放功能其播放顺序是随机的，不需要进行选择。

（8）设备的四路输出通道的工作互不干扰并且完全独立，其他输出端的停止、启动、暂停等工作状态互不干扰，因此可以同时输出 4 个不同的处方进行治疗。

操作者可以根据需要选择磁疗仪的不同波形形成磁场。每一种波形的预制处方与用户处方都有各自的存储位置（表 10 - 2）。

**表 10 - 2　波形存储位置**

| 波形 | 预制处方 | 用户处方 |
| --- | --- | --- |
| 正弦波 | 1 ~ 35 | 51 ~ 60 |
| 方波 | 36 ~ 50 | 61 ~ 70 |

## （三）常见故障及处理方法

操作测试：设备在工具包中配有一个永久磁铁，操作者可以用磁铁检查磁场输出是否正常。设备开启后，接通电源，打开设备开关，设置输出参数，选择方波、频率10Hz、100%输出，手握磁铁，将磁环移动到磁铁上方。磁铁出现跳动，表明输出正常；如果磁铁未出现跳动，则需要查找故障的原因。

### 1. 环输出故障

环输出故障原因及分析见表10-3。

表10-3 环输出故障原因及分析

| 故障现象 | 原因分析 | 排除方法 |
|---|---|---|
| 用磁铁测试，磁铁未出现振动或未被磁环吸引 | 连接线接错或者断开，输出磁场强度太小 | 检查连接线是否有误或断开；选择正弦波、100Hz、100%启动输出，检测有无输出 |
| 主机发出三声警示声 | 磁环输出线未连接，或未插好，床体上红外开关损坏 | 检查插线是否牢固；手动推开磁环到床体中间，检测红外开关的两个指示灯，如果指示灯亮起，说明红外开关损坏 |

### 2. 磁环移动故障

磁环移动故障原因及分析见表10-4。

表10-4 磁环移动故障原因及分析

| 故障现象 | 原因分析 | 排除方法 |
|---|---|---|
| 开机或复位，磁环未回到床尾端 | 连接线连接出错或连线断开 | 检查连接到红外开关的线路 |

### 3. 电极故障

电极故障原因及分析见表10-5。

表10-5 电极故障原因及分析

| 故障现象 | 原因分析 | 排除方法 |
|---|---|---|
| 没有振动 | 电极里线圈接线断开，连接线出错 | 检测线圈线路 |

续表

| 故障现象 | 原因分析 | 排除方法 |
|---|---|---|
| 振动，但停止时间很长 | 电极元件损坏 | 更换新电极，联系售后 |
| 主机发出三声警示声 | 磁环输出线连接错误 | 检查连线是否连接正确并且牢固，检查线路是否断开 |
| 主机不停发出警告 | 电极元件损坏 | 更换新电极 |

## （四）使用处方

正弦波和方波治疗处方分别见表10－6、表10－7。

**表10－6　正弦波治疗处方**

| 序号 | 病症 | 频率（Hz） | 密度（%） | 时间（min） |
|---|---|---|---|---|
| 1 | 骨关节病（疼痛） | 2 | 15 | 40 |
| 2 | 动脉病 | 30 | 40 | 40 |
| 3 | 肌肉萎缩 | 30 | 60 | 40 |
| 4 | 支气管哮喘 | 30 | 40 | 20 |
| 5 | 慢性支气管肺炎 | 15 | 40 | 30 |
| 6 | 瘢痕（磁圈不接触患者皮肤） | 15 | 15 | 20 |
| 7 | 间歇跛行 | 30 | 45 | 30 |
| 8 | 鳞状红斑皮炎（磁圈与患者皮肤不接触） | 30 | 30 | 20 |
| 9 | 丘疹水肿皮炎（磁圈与患者皮肤不接触） | 15 | 15 | 20 |
| 10 | 放射性皮炎 | 15 | 60 | 20 |
| 11 | 植物性神经系统紊乱 | 15 | 45 | 20 |
| 12 | 扭伤 | 30 | 30 | 30 |
| 13 | 更年期综合征 | 100 | 60 | 20 |
| 14 | 睡眠障碍 | 2 | 15 | 20 |
| 15 | 疼痛 | 4 | 15 | 30 |
| 16 | 带状疱疹疼痛 | 2 | 30 | 30 |
| 17 | 淋巴水肿 | 30 | 15 | 30 |
| 18 | 肱骨外上髁炎 | 15 | 30 | 30 |
| 19 | 伤口（磁圈与患者皮肤不接触） | 30 | 30 | 30 |

| 序号 | 病症 | 频率（Hz） | 密度（%） | 时间（min） |
|------|------|-----------|-----------|-------------|
| 20 | 慢性感染（磁圈与患者皮肤不接触） | 15 | 45 | 20 |
| 21 | 高渗性 | 2 | 30 | 20 |
| 22 | 坐骨神经痛 | 2 | 40 | 20 |
| 23 | 腰背痛 | 2 | 40 | 20 |
| 24 | 烧伤（磁圈与患者皮肤不接触） | 30 | 15 | 40 |
| 25 | 下肢神经痛 | 4 | 30 | 30 |
| 26 | 面部神经痛 | 2 | 15 | 20 |
| 27 | 全身麻痹症 | 30 | 60 | 40 |
| 28 | 组织兴奋 | 70 | 20 | 40 |
| 29 | 下肢溃疡 | 30 | 15 | 30 |
| 30 | 静脉曲张 | 30 | 30 | 20 |

表 10-7　方波治疗处方

| 序号 | 病症 | 频率（Hz） | 密度（%） | 时间（min） |
|------|------|-----------|-----------|-------------|
| 1 | 脊椎关节固定术 | 70 | 30 | 40 |
| 2 | 关节炎（功能性限制） | 70 | 30 | 60 |
| 3 | 软骨病 | 8 | 15 | 40 |
| 4 | 偏头痛 | 5 | 15 | 15 |
| 5 | 骨折 | 70 | 60 | 40 |
| 6 | 脱位 | 50 | 40 | 30 |
| 7 | 脊柱软骨病 | 70 | 40 | 40 |
| 8 | 痛性营养性障碍 | 15 | 30 | 30 |
| 9 | 骨坏死 | 70 | 30 | 40 |
| 10 | 骨软骨病 | 70 | 15 | 40 |
| 11 | 骨质疏松症 | 70 | 40 | 60 |
| 12 | 假关节 | 65 | 40 | 40 |
| 13 | 骨折延迟愈合 | 15 | 30 | 40 |
| 14 | 慢性肌腱炎 | 70 | 70 | 30 |

# 第十一章　压力疗法

## 第一节　压力疗法概述

### 一、概述

压力疗法（compression therapy）是指对肢体施加压力，使机体局部压力发生改变，从而达到治疗疾病的一种方法。压力疗法分为正压疗法与负压疗法，或两种压力交替进行的正负压疗法。压力疗法通过改变机体的外部压力，促进血管内外物质交换，达到促进机体组织的再生修复、加快水肿物质的吸收、促进溃疡组织愈合的目的。

如果将正常的环境下大气压作为对照，则将高于环境大气压的压力称为正压，低于环境大气压的压力称为负压。我国传统医学的火罐疗法，也可以视为一种局部的负压疗法。

### 二、压力疗法的治疗作用

#### （一）正压疗法概述

正压疗法是指利用高于大气压的压力作用于人体进行治疗的一种方法。

目前临床常用的一种方法为正压顺序循环疗法，一般采用气袋式治疗装置，体积小，操作简便，更适合家中自用。设备由肢体远端向近心端的顺序循环加压，对患者进行治疗，可以促进静脉血和淋巴液回流；必要时也可以从近心端向远端反顺序循环加压治疗。正压顺序循环疗法的主要作用表现为可以改善机体的血液淋巴循环，增加纤溶系统的活性。

另一种正压疗法是皮肤表面加压疗法，通过对人体体表施加适当的压力，防治肢体肿胀、皮肤瘢痕增生、水肿，对截肢等残端塑形。皮肤表面加压疗法常用的有海绵加压固定法、绷带加压法、热塑料夹板法、压力衣加压法、硅胶膜贴敷加压法及附件。其中，绷带加压法是指通过使用绷带进行加压的方法，根据不同的使用材料和方法，绷带加压法分为弹力绷带加压法、自黏绷带加压法、筒状绷带加压法等。压力衣加压法是指通过制作压力服饰进行加压的方法，包括成品压力衣加压法和量身定做压力衣加压法。

## （二）正压疗法适应证及禁忌证

### 1. 适应证

正压顺序循环疗法适用于肢体创伤后水肿、静脉瘀滞性溃疡、淋巴回流障碍性水肿、神经反射性水肿、脑血管意外后偏瘫肢体水肿、截肢后残端肿胀，对长期卧床或手术被动体位者可以预防下肢深静脉血栓的形成。皮肤表面加压疗法适用于各种原因所致的瘢痕性组织，例如外科手术后的瘢痕和烧伤后的增生性瘢痕；截肢残端塑形，防止残端肥大皮瓣对假肢使用造成影响；各种原因所导致的肢体水肿，例如淋巴回流障碍引起的肢体肿胀、下肢静脉曲张产生的水肿、偏瘫肢体的肿胀、手术后的肿胀等；还包括预防性治疗，例如防止静脉曲张的发生，防止烧伤后愈合的创面发展成增生性瘢痕，预防瘢痕导致关节的挛缩和畸形。

### 2. 禁忌证

正压顺序循环疗法在患者有下肢深静脉血栓、身体部位的重症感染、大面积的溃疡性皮疹的情况下严禁使用。皮肤表面加压疗法禁用于以下情况：脉管炎的急性发作期，若使用加压疗法会加重组织的局部缺血，甚至造成坏死；治疗部位存在感染性创面，若使用加压治疗不利于创面愈合，甚至可能会导致感染扩散；存在下肢深静脉血栓时，若使用加压治疗可能会造成血栓脱落，脱落的血栓可能导致肺栓塞或脑栓塞，造成不良后果。

## （三）负压疗法概述

负压疗法包括全身负压和局部负压两种，临床中常用的是局部负压疗法。负压疗法是指将低于大气压的压力应用于人体以治疗疾病的一种方法。局部负压有火罐、腹部负压、股部负压、下半身负压、肢体负压等。最常用的是肢体负压疗法，又称为大火罐疗法，主要用于动脉硬化性闭塞、血栓闭塞性脉管炎及雷诺病等。

负压疗法对机体的影响主要有以下几方面：在负压作用下可以使血管扩张，提高血管跨壁压，增加血流量；肢体负压疗法可抵抗缺血肢体自由基损伤，减少缺血肢体的脂质过氧化反应，提高清除氧自由基的能力，减轻缺血损伤；负压疗法可以促进侧支循环建立，改善机体微循环。

## （四）负压疗法的适应证及禁忌证

### 1. 负压疗法的适应证

腹部负压最早被用来缩短产程和减轻分娩疼痛，下半身负压用于治疗充血性心力衰竭。临床上一般认为肢体缺血性疾病且不宜手术或患者不愿手术，均可应用负压疗法治疗。适用于雷诺现象（雷诺病）、血栓闭塞性脉管炎、糖尿病足及下肢坏疽等。

### 2. 负压疗法的禁忌证

近期有外伤史、出血倾向、需要治疗的部位存在感染病灶、动脉瘤、抽搐、严重心脏病、活动性肺结核、妊娠期、高热、静脉血栓塞早期、大面积坏疽、血管手术后、恶性肿瘤。

### 3. 负压疗法的注意事项

（1）治疗前应对使用的设备进行详细检查，保证设备处于正常工作状态。检查患者有无出血倾向。治疗前应向患者详细说明治疗方法及作用，使患者能够从心理上接受治疗并积极配合相关操作。

（2）每次治疗前应详细询问患者病史，检查患肢相关部位情况，若存在新鲜伤口、有出血情况时应暂缓使用。对于治疗部位存在结痂的溃疡灶或压疮需要加以保护，隔离后再治疗。

（3）治疗过程中应注意观察并询问患者的感受，根据实际情况及时对治疗方法、治疗剂量进行调整。治疗过程中应全程注意观察患者的情况，查看患肢的肤色变化情况，应保证在患者意识清醒、患肢感觉正常的情况下使用负压治疗。

（4）负压治疗过程中在压力过大的情况下，患者可能会出现肿胀感，操作者应该根据患者耐受情况，逐渐调整压力范围。首次治疗时压力应从低值开始，根据实际情况逐渐增加，以有轻度肿胀感为宜。

（5）若患者在治疗过程中出现心慌、气短、出汗、头晕、恶心等异常情况，应立即停止治疗，先处理患者相关不适症状。尤其对于高龄或体弱患者，要密切观察，选择合适体位及治疗方法。

（6）肢体出现瘀血是负压治疗的正常反应，瘀血会在停止治疗 2h 后逐渐恢复，但应防止肢体出血；若出血情况明显应立即停止治疗。

# 第二节　负压吸引治疗仪的操作使用方法

## 一、概述

负压吸引治疗仪是进行抽吸疗法并配有负压电极的治疗设备。在使用过程中，负压吸引治疗仪与一个刺激气流装置相连，将这个装置的负压电极吸附在患者需要治疗的皮肤上，通过产生间断的刺激气流对患者机体进行刺激。普通的负压治疗设备在对患者进行治疗时，可能由于人体的某些部位和普通的电极板结合得不够紧密，使操作有一定的困难，而负压吸引治疗仪可以更好地放置在需要治疗的部位上，从而对患者患病部位进行更有效的治疗。气流的间断作用可以改善负压电极下组织的循环，适用于治疗运动系统、神经系统相关的疾病，也可以用在脉管、新陈代谢疾病及皮肤病的治疗中。在使用期间，使用者必须熟悉负压脉冲的治疗作用，在使用期间要注意观察患者的反应。

## 二、禁忌证

（1）患者身体部位有静脉曲张的情况不可以使用；

（2）使用负压治疗可能发生静脉炎或其他血管疾病时不可以使用；

（3）患者患有结核病等消耗性疾病的情况不可以使用；

（4）损伤的急性期、新伤、急性出血、有出血倾向的急性期或危重症的危险期（如血友病）的情况不可以使用；

（5）其他禁忌同负压疗法禁忌。

## 三、仪器主要组成部件

### 1. 设备电源

主要包括电源插孔、保险、电源开关等部件，位于仪器后面，如下图所示。

**备注**：与设备电源相连的电线需要符合设备要求并与之匹配。负压吸引治疗仪的开关是整体电源开关。

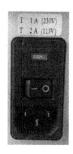

### 2. 水分离器

水分离器的主要作用是限制水超过电极海绵，用来保护负压泵。水分离器在使用过程中应该根据实际使用情况进行排空。在进行排空水分离器的操作时，需要将它从底部拉出。在排空以后，需要将分离器及时地推回去，同时插上电源插头。

**备注**：在进行排空操作拿出水分离器之前，需要操作者关闭仪器设备，同时拔掉电源插头。为了防止水汽的扩散，在达到某一水位时传动测定装置会自动关闭。

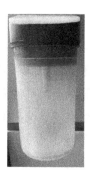

### 3. 负压泵连接器

负压泵连接器连接抽吸软管到仪器上，连接到连接器、真空电极和负压空罩上。连接 1 和连接 2 构成循环 I，连接 3 和连接 4 构成循环 II。负压连接器和相应的负压电极电线的不同颜色使单一电极电线/电极的定位更加简明。

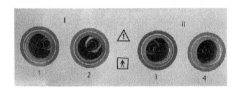

### 4. 脉冲控制器

设备脉冲的频率可以通过脉冲控制器进行强度的设定。脉冲在负压电极上产生一个有节奏的压力变化，这些压力变化产生的抽吸波效应作用到患者相关部位，达到一定的治疗效果。当控制器在"0"的位置上时无脉冲产生，顺时针旋转控制器，脉冲频率逐渐增加，可以通过负压泵指示器观察负压泵的充气与放气。

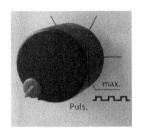

### 5. 负压控制器

负压控制器的作用是调节仪器设备电极的负压压力。通过负压指示器的显示可以对相应的负压压力进行观察和读取。

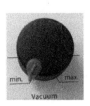

### 6. 负压指示器

负压指示器显示的值是通过负压控制器所选择确定的负压压力。数值呈现条状格，负压值的单位是 bar。电极被固定为 −0.1 ~ −0.2bar 的压力，同时通过指示器进行显示，由于患者皮肤的类型、身体部位、治疗师的经验不同，这些数值会有所不同。随着脉冲（脉冲控制器）的打开，指示器的条状格灯会亮起来，对应相应的脉冲频率。

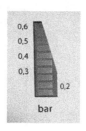

### 7. 电源插座

在使用过程中操作者要注意电疗设备的匹配度，要使用设备仪器适配的电源接头。最大输出为 250V，2A。

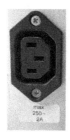

## 四、仪器操作要点

### 1. 仪器的连接与启动

（1）操作者需要检查设备的操作电压与线路的电压是否相对应。

（2）需要注意将提供的电线牢固地插入设备后面板的插孔中，保证连接安全。

**2. 仪器的使用操作方法**

（1）把连接电线插入设备后面面板上的 VAC 插孔，将治疗设备与负压吸引治疗仪连接起来。

（2）根据各自的颜色匹配负压软管，保证正确并牢固地插进真空连接器中。将软管的另一端连接负压电极，并将预先浸湿的黏性海绵垫插进电极。

（3）打开设备电源组件上的电源开关。操作者可以听到正在工作的泵的声音。

（4）将所有的旋钮归零，即脉冲控制器调至"0"，同时将负压控制器逆时针旋转至最左侧。

（5）患者选择舒适的体位，操作者通过对电极施加轻微的压力，使电极吸附到患者需要治疗的身体部位上，调节负压控制器，慢慢增加负压压力。然后进行相同的操作，通过施加轻微的压力把另一个电极根据实际需要吸附在患者身上。

（6）正常情况下在 $-0.1 \sim -0.2\text{bar}$ 的负压压力下，足以使电极固定在患者的身体部位上，在实际操作中，操作者可以根据患者皮肤的类型、身体的不同部位及治疗师的相关的经验，调整可能需要的压力值。

## 五、设备仪器的检测程序

**1. 仪器的功能检测**

（1）打开仪器电源开关。

（2）将脉冲控制器调到"0"。

（3）关闭负压泵连接器。

（4）将负压控制器调至最大。

（5）查看负压指示器是否显示在 $0.6\text{bar}$。分为以下两种情况：

①若负压显示器显示 $0.6\text{bar}$，将脉冲控制器调至最大值的一半，查看负压指示器是否在 $-0.15 \sim -0.6\text{bar}$ 波动，若是，则说明仪器工作正常。若否，则说明仪器出现故障，需要维修。

②若负压显示器没有显示 $0.6\text{bar}$，请检查水分离器是否固定牢固及是否有裂缝产生。如果有裂缝，则要更换水分离器。

## 2. 检查仪器设备的关闭情况

（1）关闭循环Ⅰ。

（2）检查带负压电极软管的短环路循环Ⅱ（将塞子的一面塞入连接3，另一面塞入连接4）。

（3）调整设备负压控制器，将负压压力调至 −0.4bar。

①若负压指示器一直显示 −0.4bar（当泵没有打开时），说明负压电极软管是正常的。

②若负压指示器上下波动（当泵一直工作时），说明负压电极软管出现问题，应及时进行更换。

## 3. 检查设备电流的状况

（1）连接刺激电流设备。

（2）选择电流G（即直流电）。

（3）将检查带负压电极软管的短环路Ⅰ和Ⅱ（将塞子的一面塞入连接1或3，将另一面塞入连接2或4）。

（4）设定刺激气流设备的两个环路的强度。

①刺激电流设备功能正常，说明负压电极软管是正常的。

②刺激电流设备的指示器的灯闪烁。"检查电极"的信息显示在刺激气流设备的相关循环中，说明负压电极软管需要更换。

# 六、相关注意要点

## 1. 一般要点

（1）该仪器设备需要在环境干燥的房间里使用，应避免在存在有害气体的危险区域或者水疗室等潮湿的房间内使用。

（2）只有熟悉仪器设备操作的治疗人员，且经培训合格才可以操作使用。

（3）在使用过程中应该避免急剧的温度变化，否则可能导致仪器内部出现冷凝现象。因此，要在保证仪器和周围环境温度相对平衡时才可以打开使用。

（4）在使用过程中需要严格按照操作规程进行操作，负压吸引治疗仪要避免和高频治疗设备相连，否则容易导致患者的皮肤在电极下被灼伤。同时在使用过程中要远离微波或短波，以防止设备受到干扰，导致输出不规则。

### 2. 设备的清洁与消毒

（1）定期清洁设备和附件。在做清洁工作之前，一定要关闭设备的开关并拔下电源插头。

（2）清洁仪器的时候应使用柔软的海绵。应谨慎操作，防止液体进入仪器。

（3）定期取下负压吸引治疗仪的负压电极，取掉上面的海绵，并同时晾干电极。

（4）负压软管应定期和仪器及负压电极分开，分开的频次以一周一次为宜。这样操作可以避免负压软管出现硬化。在操作过程中，可以悬挂负压软管，使软管内的水流出，防止水分残留。

## 七、仪器相关技术参数

设备技术参数见表 11 – 1。

表 11 –1　设备技术参数

| 电源电压 | | 230V ± 10% 或 115V ± 10%<br>（观察电源组件中所选的伏特值） |
| --- | --- | --- |
| 电线频率 | | 50 ~ 60Hz |
| 温度范围 | | 10 ~ 40℃ |
| 电线输入 | | 23VA |
| 保险丝 | 230V | 250mA |
| | 115V | 500mA |
| 负压压力 | | 0 ~ 0.6bar |
| 脉冲 | | 10 ~ 60 脉/min，无限可变 |

# 第十二章 临床常用传统康复疗法

## 一、拔罐疗法

### （一）概述

拔罐疗法是以火罐为工具，借助热力排除罐内空气，造成罐体负压，使火罐吸附于腧穴或体表相应部位，造成局部皮肤组织充血、瘀血，以达到治疗疾病目的的一种物理治疗方法。适用于颈椎病、肩关节周围炎、腰肌劳损、感冒、头痛、肢体麻木、胃痛、痛经及带状疱疹等。拔罐虽然临床应用广泛，但是对于有严重的心脏病、肿瘤、出血性疾病、高热、活动性肺结核、妊娠期、抽搐等情况的患者严禁使用。

### （二）拔罐疗法的操作方法

传统操作方法需要准备打火机、火罐、治疗盘、镊子、95%酒精棉球或纸片、点火棒、无菌三棱针或梅花针。

（1）患者选择自我感觉舒适、合理的体位，充分暴露需要治疗的部位。

（2）用打火机点燃95%酒精浸湿的点火棒，点燃的火焰在火罐内转动，待火罐内形成负压后迅速将火罐叩在患者需要拔罐的部位上，火罐吸附稳定后进行留罐。在操作过程中，需要注意防止火罐脱落，火焰不要在火罐边缘转动，防止罐口温度过高，造成患者不适，适时留罐。

（3）拔罐可以分为走罐、留罐、刺络拔罐、闪罐。

①走罐操作一般选用口径较大的玻璃罐，先在罐口或拔罐部位涂一些凡士林油膏、乳液、液状石蜡等润滑剂，再按照拔罐操作方法将火罐吸附在需要治疗的相关身体部位，然后用右手或双手握住火罐，在身体需要治疗的部位上下往返进

行推移，直至所拔部位的皮肤出现潮红、充血或瘀血时取下火罐。一般用于身体体表面积较大、肌肉丰厚的部位，如腰背部、腿部等。

②留罐是指拔罐后将火罐吸拔留置在患者需要治疗的身体部位5～10min，然后将火罐取下。

③刺络拔罐操作首先需要在火罐治疗的部位进行皮肤消毒，用三棱针点刺出血或用皮肤针进行叩刺，待皮肤出血后，将火罐吸拔在点刺的部位上，加速出血排除，加强刺血治疗的作用。一般针后拔罐留置5～10min。

④闪罐是指将火罐在相应治疗部位吸住后，立即起下，再迅速拔住。如此反复多次地拔住起下，起下再拔，直至皮肤出现潮红。

（4）在操作过程中应注意以下情况：

①火罐操作过程中，要选择患者适当体位和肌肉丰满的部位，若治疗部位出现骨骼凹凸不平、毛发较多的情况时，容易使吸力过低，导致火罐脱落，影响治疗效果，因此均不适用。

②在火罐操作过程中，要根据患病部位的面积选择大小适宜的火罐，操作时操作者要动作熟练并且迅速，才能保证火罐具有有效的吸附力。

③在火罐操作过程中，操作者需要随时注意观察火罐吸附情况和患者皮肤颜色，防止灼伤或烫伤皮肤。若操作过程中患者出现小水泡等情况，可以使用消毒纱布覆盖保护，防止擦破水泡。若水泡较大时用消毒针将水泡刺破，对伤口进行消毒处理，以防感染。

## （三）火罐疗法的临床应用

### 1. 风湿性关节炎

风湿性关节炎普遍认为与溶血性链球菌感染有关，多继发于咽峡炎、扁桃体炎、猩红热、丹毒等，其诱因多为寒湿侵袭，治疗以祛邪活络为主。

主要取如下穴位：①上肢病变取大椎穴、身柱穴调节督脉气机而祛邪。配以肩髃穴、肩贞穴、肩中俞穴、肩外俞穴予以治疗。②下肢的病变取命门穴、阳关穴调节督脉气机而祛邪。配以秩边穴、髋关穴、殷门穴予以治疗。根据不同的患病部位，以上配穴根据实际需要进行选择，每次用1组，每日或隔日1次，采用刺络拔罐法，也可以使用普通火罐疗法治疗。

### 2. 急性腰扭伤

多见于间接暴力所致，常见于下腰部，由于腰部肌肉突然收缩，造成不同程度的腰部软组织（肌肉、韧带、筋膜等）过度牵拉、扭曲程度不同的纤维撕裂损伤，有时甚至涉及腰骶或骶髂关节等。受伤后会导致脉络受阻，气滞血瘀产生疼痛。使用火罐疗法可以调气活血。

主要选取如下穴位：取命门穴、阳关穴调节督脉气机，配以肾俞穴、腰阳关穴、委中穴、阿是穴活血通络。以上配穴根据实际需要选择，每次用1组，每日或隔日1次，采用刺络拔罐法，也可以使用普通火罐疗法治疗。

### 3. 肩关节周围炎

肩关节周围炎又称为肩周炎、冻结肩，粘连性关节囊炎、漏肩风、五十肩等，中医又称"肩凝""肩痹"。好发于50岁左右，因此也称为老年肩，是肩关节囊和关节周围软组织的一种退行性炎症。发病原因有肩部退行性病变如肩峰下滑囊炎、肩部骨折、脱位后肩部活动减少，另外如颈椎病、内分泌紊乱、风寒湿邪等因素。由于风寒湿之邪乘虚侵袭肩部，致使经络阻滞，气血不畅。治疗原则以疏经活络，通调气血为主。

主要取如下穴位：大椎穴、身柱穴调节督脉经气。配以肩髃穴、肩贞穴、肩外俞穴、曲池穴、巨骨穴、阿是穴疏通经络而活血。以上配穴根据实际需要选择，每次用1组，每日或隔日1次，使用刺络拔罐法，也可以使用普通火罐疗法治疗。

### 4. 感冒

感冒俗称伤风，是由病毒或细菌感染所引起的一种上呼吸道炎症。四时都能发病，以冬春寒冷季节为多见。中医医学认为由于卫气不固，感受风寒或风热之邪以及时行病毒，引起肺卫功能失调，出现鼻塞、流涕、喷嚏、头痛、恶寒发热、全身不适等主要临床表现的一种外感病。治疗原则以宣肺解表，疏风通络为主。主要取如下穴位：大椎穴、身柱穴疏通督脉经气，通三阳以祛表邪，配以左右风门穴、肺俞穴宣肺疏风，祛邪解表。以上配穴，每次选用1组，每日1次，使用三棱针点刺后，用投火法拔火罐15min。

## 二、刮痧疗法

### （一）痧病的主要特征

痧病的特征主要表现为有痧点、酸胀感，机体表现为头昏脑胀、胸烦郁闷、四肢麻木、全身酸胀、倦怠无力，甚则厥冷如冰。入气分则作肿作胀，入血分则蓄积为瘀；遇食积痰水结聚不散而出现脘腹胀满，甚至恶心、呕吐。出痧是指用刮痧板在需要刮拭的皮肤上刮痧，从而出现红斑、紫斑或黑斑，甚至出现紫黑疱的一种现象。根据操作者刮痧的手法、频率、力度及患者的体质、病情的不同出痧的情况会有所差异。

## （二）刮痧疗法

刮痧疗法是指使用特制的刮痧器具，根据中医经络腧穴理论在体表相应部位进行手法刮拭，以达到防治疾病的一种方法。

传统的刮痧是指使用铜钱、棉纱线、瓷酒杯、苎麻等工具对刮痧部位（包括颈部、脊背、肘窝、胸腹、腘窝等）用冷开水、乳膏等蘸湿皮肤，刮拭皮肤直至出现紫黑色瘀点为度的一种治疗方法，主要适应证为痧病。

现代刮痧疗法是指以中医脏腑经络学说为理论指导，采用针灸、拔罐、按摩等疗法，使用水牛角为材料制成的刮痧板，对人体相应部位进行刮痧治疗，具有活血化瘀、舒筋通络、排除毒素、调整阴阳的作用，是一种保健及治疗的自然疗法。

## （三）刮痧的治疗作用

（1）活血祛瘀：刮痧可以调节肌肉的收缩和舒张。调节组织间的压力，可以促进刮痧部位组织周围的血液循环，增加组织的血流量，具有活血化瘀的作用。

（2）舒筋通络：肌肉附着的筋膜、韧带、关节囊等组织受损之后，会引起肌肉的收缩紧张甚至痉挛，机体会相应地减少肢体活动，出现人体的自然保护反应。若受伤的组织未得到及时有效的治疗或治疗不彻底，有可能造成损伤组织出现不同程度的粘连、纤维化或瘢痕化，在受伤组织周围出现继发性疼痛病灶，形成新的代谢障碍。通过刮痧治疗可以加强局部的血液循环，促使局部组织温度升高。在刮痧板的直接刺激下，可以提高局部组织的痛阈，舒展紧张或痉挛的肌肉，缓解肌肉紧张、痉挛并消除疼痛。

（3）排除毒素：刮痧过程可以使局部组织充血，刺激血管神经并扩张血管，促进血液循环和淋巴回流，加速排除体内废物毒素，增加组织细胞的营养，从而起到净化血液的作用，增强全身抵抗力，减轻病痛，促进机体康复。

（4）信息调整：人体的各个脏器都有其特定的生物信息（各脏器的固有频率及生物电等）。当脏器发生病变时，会导致有关的生物信息发生变化，会影响整个系统乃至全身的机体平衡。各种刺激或能量传递作用于体表的特定部位，通过信息传递系统输入有关脏器里，调整失常的生物信息，起到调整病变脏器的作用。有研究表明，对内关穴进行刮痧，可以调整冠状动脉循环，延长左心室射血时间，增强心绞痛患者心肌收缩能力，增加心输出量。对足三里穴进行刮痧，可以调节机体垂体—肾上腺髓质功能，从而可以起到提高机体的免疫能力和调整肠道运动的作用。

## （四）刮痧的基本手法

（1）手持刮痧板的方法：用手掌握着刮板，用于治疗时，将刮板厚的一面对着手掌，用于保健时，刮板薄的一面对着手掌。

（2）刮拭角度：手持刮板与刮拭方向保持 90°～45°进行刮拭。操作者在刮痧时应注意用力均匀（包括上下、内外、左右）、尽量拉长刮痧部位。

（3）刮拭方向：颈、背、腹、上肢、下肢从上向下进行刮拭，胸部从内向外进行刮拭。

（4）关节刮拭法：骨骼、关节等部位应使用刮痧板棱角进行刮拭。

（5）补刮、泻刮、平补平泻手法。

根据刮痧的力量和速度将刮法分为补刮、泻刮、平补平泻刮法，见表 12 - 1。

表 12 - 1　刮痧方法分类

| 分类 | 力量 | 速度（频率） |
|---|---|---|
| 补刮 | 小（轻） | 慢 |
| 泻刮 | 大（重） | 快 |
| 平补平泻 | 适中 | 适中 |
| | 小（轻） | 快 |
| | 大（重） | 慢 |

刮痧板一般采用天然水牛角为材料制成，水牛角具有清热解毒，凉血定惊等功效，对人体皮肤无毒性刺激和化学反应。刮痧板分为厚面（弧形）、薄面（直形）和棱角。保健治疗时多采用刮痧板厚面对皮肤进行刮拭，而治疗疾病多使用薄面刮拭皮肤，棱角多于刮拭关节附近的穴位和需要点穴治疗时使用。

根据患者不同的部位选择合适的刮痧板。椭圆形或月圆形刮痧板适用于人体脊柱两侧、腹部和四肢肌肉较为丰满的部位；长方形刮痧板适用于人体四肢、躯干部位的刮痧；梳形刮痧板呈梳子状，方便接触头皮，适用于头部刮痧；三角形刮痧板的棱角处便于点穴，适用于四肢末端、胸背、肋间隙的刮痧操作。缺口形刮痧板边缘的缺口适用于足趾、手指、脊柱等部位刮痧，边缘缺口用以扩大特殊部位的接触面积，减轻疼痛。

刮痧操作时不能直接接触皮肤，需要使用一定的介质，常用的介质有刮痧油和刮痧乳，刮痧油是由中草药与医用油精炼而成的油剂。

## （五）刮痧的注意事项

刮痧后若出现头晕、心慌、四肢发冷、出冷汗、面色苍白、恶心呕吐、或者是神昏扑倒等状况则属于"晕刮"现象。"晕刮"现象多在过度疲劳、低血糖、低血压、过度虚弱、空腹或神经紧张的情况下出现。当出现"晕刮"现象时，可以采用让患者迅速平卧、饮用一杯温度适中的糖开水，或者用刮板重刮患者的百会穴，棱角轻刮人中穴、重刮内关穴、重刮足三里穴、重刮涌泉穴等措施进行急救。

刮痧出痧后 30min 内严禁洗凉水澡。刮痧后 1~2 天内在刮痧部位出现不是很剧烈的疼痛、虫行感、痒、冒冷热气、皮肤表面出现风疹样变化等为正常现象。刮痧后若出痧，最好饮用一杯温开水，可以是淡盐水。刮痧出痧时应避免寒冷，夏季刮痧应回避风扇、空调，防止直接吹到刮痧部位，在寒冷季节应注意保暖。

## （六）刮痧的适应证及禁忌证

刮痧适用于肩周炎、颈椎病、头痛、恶心、感冒、中暑、腹痛、呕吐、腰腿痛、腹泻等疾病。但是在有些病症中严禁使用，如有出血倾向的疾病、急性骨髓炎、结核性关节炎、体表皮肤溃烂、传染性皮肤病、严重下肢静脉曲张、烧伤、急性外伤；严重心脑血管疾病、肝肾功能不全、皮下出血倾向、极度虚弱、妊娠期孕妇腹部、年老体弱者；过饥过饱、过度疲劳、醉酒等。另外患者不配合刮痧的情况下也不适用。

### （七）刮痧的主要操作步骤

（1）根据刮痧的部位，选择患者舒适的体位，暴露需要刮痧的皮肤部位。

（2）选择合适的刮痧板，在需要刮拭的皮肤（经络穴位）上涂抹介质。检查刮痧板边缘是否光滑、有无缺损，以免划伤皮肤。

（3）刮痧的顺序为头部、颈部、背部（胸椎部、腰椎部、骶椎部）、胸部、腹部、上肢（内侧、外侧）、下肢（内侧、外侧）。

（4）在刮痧过程中，操作者的力度应均匀适中，在选定的部位从上至下，从内向外刮拭，每次刮拭6~15cm或更长，刮至介质干涩时，再蘸介质进行刮拭直至皮下呈红色或紫色，刮痧以出痧为度，每个部位刮痧时间不超过10min，一般每个部位刮20次左右。对一些不出痧或出痧较少的患者，不可强求出痧。

（5）刮痧过程中要密切观察患者有无出现不适，观察局部皮肤颜色变化，随时根据患者实际情况调节手法及操作力度。

（6）刮痧完毕后，患者需要休息20~30min，再次刮痧的时间需要间隔3~6天，以皮肤上痧退为标准。

### （八）临床常见病症的刮痧方法

#### 1. 颈椎病的刮痧操作方法

颈椎病刮痧可以使用刮头部、刮颈肩部、刮上肢的方法进行治疗。

（1）刮头部。

刮头部的一般方法：刮拭头部两侧，从头两侧太阳穴开始刮至风池穴，经过头维穴、天冲穴等。刮拭前头部，从百会穴开始刮至前头发际，经过神庭穴、头临泣穴位等。刮拭后头部，从百会穴开始刮到后头发际，经过风府穴、天柱穴等。刮拭全头部，则以百会穴为中心呈放射状将全头部进行刮拭。

颈椎病刮头部的方法为患者取坐位，使用梳刮法，从头部前额发际处及双侧太阳穴处向后发际处做有规律的单方向刮拭。重点刮拭百会穴、太阳穴和风池穴。

（2）刮颈肩部。

颈部的一般刮痧方法：从哑门穴开始刮至大椎穴，刮拭颈部正中线（督脉颈部循行部分）；从风池穴开始刮至肩井穴、肩中俞穴、肩外俞穴等穴位，刮拭颈部两侧到肩上。

颈椎病颈肩部刮痧的方法为患者取坐位，头部向前倾。操作者一只手放于患者头顶部，保持头部相对稳定，另一只手握持刮痧板刮拭。从风府穴向下刮过大椎穴，用直线刮法轻刮颈部正中督脉循行区域，刮 10～20 次为宜。若患者身体消瘦、颈椎棘突明显突出者，宜用刮痧板的边角由上向下依次进行点压、按揉每一个椎间隙 3～5 次，以局部感到酸胀感为度。

颈椎病脊柱两侧使用直线刮法，重刮颈部脊柱两侧膀胱经循行区域，从天柱穴向下刮至风门穴，对颈部脊柱两侧进行刮拭，每侧 20～30 次为宜，点压或按揉风门穴。

颈椎病颈部外侧使用轻刮法、弧线刮法，刮拭颈部左右两侧胆经循行区域，从风池穴刮过肩井穴并延长至肩头，对颈部外侧进行刮拭，每侧 20～30 次为宜，点压或按揉肩井穴。

（3）刮上肢。

刮上肢的一般刮痧方法：从上向下（经过手三阴经即手太阴肺经、手厥阴心包经、手少阴心经）刮拭上肢内侧部。从上向下（经过手三阳经即手阳明大肠经、手少阳三焦经、手太阳小肠经）刮拭上肢外侧部。

颈椎病上肢部刮痧的方法是患者取坐位，头颈转向对侧。操作者一只手牵拉患者前臂，另一只手握刮板，刮拭上肢，沿手阳明大肠经循行区域，由肩部的肩髃穴向下刮过曲池穴直至合谷穴，每侧刮 10～20 次。可以重刮肩髃穴、曲池穴位处，可以使用刮板棱角点压合谷穴处，按揉 3～5 次。

### 2. 面部刮痧法

面部前额由前正中线分开，由内向外对面部两侧进行刮拭，前额包括前发际与眉毛之间的皮肤，刮痧经过印堂穴、鱼腰穴、丝竹空等穴位。由内向外对两颧部进行刮拭，经过承泣穴、四白穴、巨髎穴、听宫穴、听会穴等穴位。下颌部刮痧则以承浆穴为中心，分别由内向外上刮拭，经过承浆穴、地仓穴、颊车穴等穴位。面部刮痧可以治疗颜面部五官病症，具有养颜美容的功效。

### 3. 肩关节周围炎的刮痧操作方法

可以使用刮颈部、刮肩部上下、刮肩胛内侧，刮肩后部及外侧、前部，刮上下肢的方法进行刮痧治疗。

（1）刮颈部正中：患者取舒适坐位。对患者督脉颈部正中循行区域进行轻手法直线刮拭，从风府穴刮至大椎穴，刮 10～20 次。若患者肌肉薄弱、棘突明显，可用刮板棱角点压、按揉椎间隙，每个椎间隙按压10s左右。

（2）刮肩部前、后、内侧及上部，沿腋前线进行弧线刮法刮拭，每侧从上向下刮拭20~30次为宜；由内向外使用直线法、轻刮法刮拭肩胛冈上下，然后用弧线法对肩关节后缘的腋后线进行刮拭，每个部位刮20~30次为宜；在对肩外侧进行刮痧时，使患者上肢外展45°，用重刮法、直线刮法刮拭肩关节外侧的三角肌正中及两侧缘，刮拭10~20次；采用弧线法从后发际风池穴向肩井穴、肩髃穴方向对肩上部进行刮拭，刮拭20~30次，点压或按揉风池穴、肩井穴。

（3）刮上下肢时，患者取舒适坐位，上肢沿手阳明大肠经循行区域，由肩髃穴向下刮过曲池穴直至合谷穴，每侧刮10~20次，可稍加力重刮肩髃穴、曲池穴，合谷穴用刮板棱角点压、按揉3~5次。

下肢刮痧的一般方法为下肢内侧部从上向下（经过足三阴经即足太阴脾经、足厥阴肝经、足少阴肾经）刮拭。下肢前面、外侧部、后面部从上向下（经过足阳明胃经、足少阳胆经、足太阳膀胱经）进行刮拭。用直线刮法对足阳明胃经循行区域进行刮拭，从足三里穴刮至条口穴。每侧刮10~20次，可稍加力重刮条口穴。

### 4. 膝关节的刮痧方法

膝眼部位的刮痧方法，先用刮板的棱角对双侧膝眼进行点按，由内向外，先点按深陷，然后向外刮出。膝关节前面部分有足阳明胃经经过，可以从伏兔穴刮至梁丘穴，膝关节以下部分从犊鼻穴刮至足三里，从上向下进行刮拭。膝关节内侧有足三阴经经过，可以刮拭血海穴、阴陵泉穴等穴位。膝关节外侧部分有足少阳胆经经过，可以对阳陵泉穴等穴位进行刮拭。膝关节后侧及外侧部分有足太阳膀胱经经过，可以对阳陵泉穴、殷门穴、委中穴等穴位进行刮拭。通过刮痧可以治疗膝关节的相关病症，如关节炎、韧带肌肉劳损等。

### 5. 腰痛病症的刮痧方法

腰痛可以通过对腰背部和下肢进行刮拭治疗。

背部一般的刮法包括胸椎部、腰椎部和骶椎部的刮痧方法。从大椎穴至长强穴对背部正中线（督脉胸椎、腰椎和骶椎循行部分）进行刮拭。刮拭背部足太阳膀胱经循行的路线即脊椎旁开1.5寸和3寸的位置，对背部两侧（包括胸椎、腰椎和骶椎两侧）进行刮拭。刮拭背部可以治疗全身五脏六腑的病症。

对腰背部进行刮痧时，患者取舒适的俯卧位。从上向下对腰背部正中督脉循行区域使用轻刮法进行刮拭，10~20次为宜。若患者身体消瘦、椎体棘突明显突出，宜用刮痧板的边角由上向下对每一个椎间隙依次点压、按揉，操作 3 ~ 5 次，以患者感到局部有酸胀感为宜。用直线轻刮法刮拭腰骶部上髎穴、次髎穴、中髎穴、下髎穴到会阳穴，每侧刮 10 ~ 20 次。用直线重刮法对腰背部脊柱两侧进行刮拭，从上向下刮拭腰背部脊柱旁开 1.5 ~ 3 寸的区域，也可以分别刮拭背部膀胱经的两条侧行线，每侧 20 ~ 30 次。

刮下肢时患者取俯卧位。用直线刮法刮拭下肢后侧膀胱经循行区域，以膝关节为界分为上下两段分别进行刮拭。先从承扶穴开始，经过殷门穴、委中穴、承山穴，每段刮拭 10 ~ 20 次。可以点压、按揉委中穴，重刮承山穴。用直线刮法刮拭下肢外侧胆经循行区域，以膝关节为界分为上下两段分别进行刮拭。依次对环跳穴、风市穴、膝阳关穴进行刮拭，然后从阳陵泉穴刮到悬钟穴，刮拭 10 ~ 20 次，可以点压、按揉环跳穴。

### （九）刮痧操作的要领及注意事项

（1）在肌肉比较丰满的背部、臀部、胸部、腹部、四肢，宜用刮痧板的横面（薄面、厚面均可）刮拭；刮痧板的棱角更适合对关节处、四肢末端、头面部等肌肉较少、凹凸较多的部位进行刮拭。

（2）下肢静脉曲张或下肢肿胀者，由下向上进行刮拭，宜用逆刮法。

（3）刮痧时应避免感受风寒，注意保暖。夏季避免风扇、空调直吹刮痧部位。

（4）刮痧的正常反应包括酸、麻、胀、痛、皮肤潮红、颜色变化，或者出现丘疹样斑点片状、条索状，斑块的形态变化，这些都是正常反应，会自行消失，不需要进行特殊处理。

（5）若患者出现头晕目眩、出冷汗、面色苍白等"晕刮"的现象，应立即停止刮痧，让患者平卧，饮用温开水或者糖水，注意保暖。若有需要可以对患者百会穴、足三里穴、涌泉穴进行按压。

（6）对年老体弱、幼小儿童及疼痛比较敏感的人群应使用轻刮法。

# 第十三章　悬吊训练操作方法

## 一、概述

悬吊技术是一种运动感觉的综合训练系统，应用主动治疗和训练来改善肌肉骨骼疾病，悬吊技术强调在不平稳状态下进行运动，可以加强中央躯干肌肉、髋部深层肌肉的力量，提高身体在运动中的平衡、控制能力和稳定状态。

目前常用于临床的悬吊技术包括网状悬吊系统、移动悬吊系统及悬吊训练系统。网状悬吊系统适用于神经、骨科及运动疾病的康复，如悬吊绳、悬吊带等。移动悬吊系统主要是通过悬吊减重及移动装置为患者提供保护支持，进行站立、平衡、步行等训练，如减重支持步行训练系统等。悬吊训练系统主要是集评估训练于一体，进行局部或整体的减负锻炼，提高机体的平衡、控制及稳定，操作方式更加多样化，适用范围更加广泛。

悬吊技术适用于骨关节疾病的治疗和预防，适用于脑卒中等脑损伤导致的疾病，适用于肢体感觉障碍、运动功能障碍的康复治疗及正常亚健康人群、运动员的康复训练等。但是对于肿瘤、结核、出血倾向及意识不清者，皮肤表面创伤未愈合、严重骨质疏松、关节脱位、骨折、严重心脑血管疾病不适用。

悬吊设备悬吊康复床适用范围广泛，可以应用于各种骨骼、肌肉、慢性疾病与骨关节手术后的功能康复训练；适用于运动员核心力量素质的加强训练，专项功能性训练及运动损伤后期的恢复性康复训练；适用于多种原因造成的肢体功能障碍的运动康复训练或早期站立训练；可以应用于普通人群的伤病预防、强身健体；脑瘫患儿的运动康复训练等。悬吊训练通过神经肌肉控制激活技术的训练，刺激机体组织的神经肌肉，可以帮助骨骼肌肉系统失调患者逐步恢复正常的功能运动模式。在进行悬吊训练时，由于机体是在不稳定状态下进行力量训练，因此可以更大强度地激发各大肌群之间的神经肌肉协调收缩能力，提高机体在高度不稳定状态下（如高速运动中）的运动能力，可以广泛应用在运动员的体能训练中，不断提高运动员的运动能力。

悬吊康复床的悬吊装置可以结合平衡气垫、弹力垫或弹力球对患者进行运动康复训练。也可以进行增加活动度训练和牵引训练，在悬吊训练过程中患者感觉舒适并且起效快。在实际使用操作过程中操作者还可以根据患者的实际情况结合绳索、吊索等进行自由组合，使训练方式多样化。

## 二、悬吊床的主要配件

悬吊床的主要配件包括悬吊架、握具、宽悬带、窄悬带、中分带、胸部悬带、低阻/中阻/高阻力弹性绳及平衡气垫等。

（1）悬吊架：使用悬吊架可以最大限度抵消人体重量，前后移动方便并带有多个悬吊。有利于操作者在手法治疗中找到关节的中心位置，在手法和运动治疗中调节轴心，在治疗神经系统和肌肉骨骼时更加方便。

（2）握具：用于固定腕关节或踝关节，可以配合绳子和弹力绳使用。适用于手法和运动治疗。

（3）宽悬带：适用于背部、躯干、胸部、骨盆关节等，可以结合绳子和弹力绳使用。适用于手法和运动治疗。

（4）窄悬带：多用于腿部、手臂等，可以结合绳子和弹力绳使用。适用于手法和运动治疗。

（5）中分带：适用于颈部的运动，进行手法治疗和局部固定时使用，可以结合绳子和弹力绳使用。

（6）低阻/中阻/高阻力弹性绳：在弹性拉伸范围内提供治疗相应的阻力和助力。弹力绳一端为搭扣，另一端为尼龙塑料制具，可以单向锁死，逆向滑动。弹力绳具有不同的力度和长度。

（7）胸部悬带：进行背部或胸部悬吊时具有托持作用，在手法治疗和局部固定时起到防滑作用。可以结合绳子和弹力绳使用。

（8）平衡气垫：由于其不稳定性，在进行悬吊训练中使用可以增加训练难度。

## 三、悬吊床使用方法

### 1. 手部的固定方法

手部从带圈小口一端伸入，缠绕半周并握紧。

### 2. 悬带锁夹固定方法

将调节好高度的绳子从锁夹下部（锁夹尖端）放入，在锁夹内部进行缠绕后，从锁夹上部穿出。

### 3. 足部固定方法

足部脚趾朝前，足部从带口一端伸入，悬带置于脚踝。

### 4. 悬带的调节方法

（1）站立位松开并降低悬带。

①操作者一手握住设备中间的两根绳索，一手握住两侧悬带。

②向操作者身体方向牵拉设备中间的绳索，直到绳索松开。

③保持设备两侧绳索的角度，垂直下拉两侧悬带达到实际治疗所需的高度。

④操作者的手松开中间绳索使其自然下垂，下压两侧悬带，自动锁住（当有负荷施加在悬带上时，悬带自动锁住并固定）。

（2）站立位升高悬带。

①操作者垂直向下牵拉悬吊设备中间的绳索。

②悬带达到实际治疗所需的高度。

③操作者松开中间绳索，下压两侧悬带，当有负荷施加在悬带上，悬带自动锁住并固定。

（3）仰卧位松开和降低悬带。

①悬带置于脚踝处将足部固定，仰卧在治疗床上，面向设备前方，一手握住悬吊设备中间的两根绳索，双手固定于双侧悬吊带。

②向身体方向牵拉悬吊设备中间的绳索，直到松开。

③保持设备两侧绳索的角度，用腿部的力量下拉两侧悬带到所需的高度。

（4）仰卧位升高悬带。

①垂直向下牵拉悬吊设备中间的绳索，悬带随之上升。

②悬带达到治疗及训练所需的高度。

③松开中间绳索，下压两侧悬带，当有负荷施加在悬带上时，悬带自动锁住并固定。

## 四、悬吊训练

### （一）悬吊训练影响因素

托架悬吊点位置的选择、悬吊位置、弹力绳及平衡气垫或健身球的使用都将会影响悬吊训练效果。

#### 1. 托架悬吊点

主要有以下五种方式：

（1）悬点在运动关节上方：悬吊后，运动可以始终保持在水平方向上运动，阻力不变。

（2）悬点在运动关节远侧：悬吊后，运动在关节与悬点的连线上时，肢体高度最低，向两侧运动时阻力会不断增加，返回时有重力的分力提供助力，运动轨迹表现为凹形的弧线。

（3）悬点在运动关节近侧：悬吊后，运动在关节与悬点的连线上时，肢体高度最高，从两侧向中间运动时阻力不断增加，返回时有重力的分力提供助力。运动轨迹表现为凸形的弧线。

（4）悬点在运动关节外侧：悬吊后，关节向外运动时不受阻力，并且在重力作用下可向外运动，向内运动阻力不断增加。向外的运动轨迹表现为逐渐下降的弧线。

（5）悬点在运动关节内侧：悬吊后，关节向内运动时不受阻力，并且在重力作用下可向内运动，向外运动阻力不断增加。向外的运动轨迹表现为逐渐上升的弧线。

#### 2. 悬吊位置

由于悬带悬吊于肢体的近端或远端，其杠杆力是不同的，因此可以通过调节悬吊肢体的位置进行运动强度的调节。

#### 3. 弹力绳

使用弹力绳既可以提供额外的助力，也可作为运动的阻力，通过调节弹力绳使用时拉伸的程度，确定弹力绳提供的助力及阻力的大小。

### 4. 平衡气垫或健身球

由于平衡气垫或健身球可以为人体提供不稳定支撑面，因此可以增加训练难度。

## （二）悬吊训练方法

### 1. 开链运动

开链运动是指肢体近端固定而远端活动的运动，远端肢体在固定的近端肢体基础上移动。开链的运动特点是可以单关节完成运动，肢体远端的运动范围大于近端，速度也快于近端。开链运动可以训练机体某个肌肉，因此常用于肌肉爆发力的训练，激活运动的主动肌和拮抗肌。

### 2. 闭链运动

闭链运动是指肢体远端固定而近端活动的运动。肢体或者躯干远端组成环状，或者踏在物体上，运动时做膝、踝等多个关节运动时形成一个闭合的环。例如杠铃下负重蹲起训练，其特点是需要多关节协同运动。闭链运动的肌肉、骨骼、肌腱、韧带、关节囊都承受一定负荷，与开链运动相比，闭链运动是原动肌、协同肌及拮抗肌的同时收缩，对关节周围组织的机械性感受器的刺激作用更为明显，有利于增加关节的动态稳定性，促进关节的平衡和协调能力，更适合进行功能性训练。

### 3. 肌肉放松

将需要放松的身体以舒适的姿势通过悬吊装置缓慢、轻柔地移动肢体。该项操作可以应用于治疗前后。

### 4. 牵引治疗

患者双脚放在地上，通过悬吊系统将患者的双臂悬挂起来，患者慢慢屈膝并以手臂承受体重，产生类似牵引的作用。仰卧姿势的牵引，可以使用吊带包绕脚踝，将双下肢悬吊在空中，臀部抬高离开床面，产生类似于牵引的作用。

## 五、悬吊系统部分训练方法

### （一）闭链运动——上肢训练示例

**1. 俯卧撑**

（1）手握悬带，调整悬带到需要的高度，通过屈曲肘关节降低体位，保持肘关节在身体外侧，通过伸直肘关节使身体恢复起始位，在整个过程中避免使用绳索辅助支撑。

（2）主要锻炼胸部和上臂的肌肉组织。

**2. 肱三头肌下压**

（1）双手握紧悬带，调整悬带到需要的高度，屈曲肘关节，身体尽量前倾，伸直肘关节，通过双臂对悬带施力，身体直立返回至起始位。

（2）主要锻炼上臂后部肱三头肌。

**3. 站立伸肩**

（1）调整悬带到需要的高度，手臂伸直，向前推悬带，通过双手对悬带施力，返回至起始位。

（2）主要锻炼胸部和背部。

**4. 仰卧位拉起**

（1）患者仰卧于悬带下方屈膝，调整悬带到需要的高度，双手握住悬带，手臂伸直，尽力屈曲肘关节，将身体抬高离开床面，然后再返回至起始位。

（2）主要锻炼背部和上臂。

**5. 肩关节内收、外展运动训练**

患者取仰卧位，用不同的悬带对手部和肘关节进行固定，拉高绳索使手臂微高于床面，肘关节伸直，肩关节进行外展和内收训练，根据患者情况选择主动或被动训练。

### 6. 肩关节伸展力量训练

（1）调整悬带到需要的高度，使患者仰卧，弹性绳系窄悬带置于上臂远端，肘关节伸直。

（2）上臂下压悬带进行肩关节伸展力量训练。

（3）通过调整弹力绳的弹力以增加上臂下压阻力，也可以将悬吊点逐渐移动到远端，通过增加力臂的方法增加训练的阻力。

### 7. 肩关节内收力量训练

（1）调整悬带到需要的高度，使患者侧卧，弹性绳系窄悬带置于上臂远端，肘关节伸直。

（2）上臂下压悬带进行肩关节内收力量训练。

（3）通过调整弹力绳的弹力以增加上臂下压阻力，也可以将悬吊点逐渐移动到远端，通过增加力臂的方法增加训练的阻力。

## （二）闭链运动——下肢训练示例

### 1. 俯卧伸膝

（1）患者俯卧于悬带下方，调整悬带到需要的高度，肘关节支撑身体，脚踝固定于悬带，膝关节屈曲。

（2）通过双脚对悬带施力，伸直膝关节，使身体抬高离开床面，然后屈膝返回至起始位。

（3）主要锻炼腹背部和大腿前部。

### 2. 膝关节屈曲、伸展运动训练

患者侧卧位，用不同的悬带对脚踝和膝关节固定，拉高绳索使腿部位置微高于床面，髋关节制动，膝关节进行屈曲和伸展训练，根据患者情况选择主动或被动训练。

### 3. 髋关节屈曲、伸展运动训练

患者侧卧位，用不同的悬带对患者脚踝和膝关节进行固定，拉高绳索使腿部位置微高于床面，膝关节伸展，髋关节进行前屈、后伸训练，根据患者情况选择主动或被动训练。

**4. 侧卧髋关节内收力量训练**

（1）患者侧卧于悬带下方，调整悬带到需要的高度，上方的腿用悬带固定大腿的远端，下方的腿放于床面上。

（2）通过上方的腿下压悬带施力，锻炼大腿内侧。

（3）通过调整弹力绳的弹力以增加下压阻力，也可以将悬吊点逐渐移动到远端，通过增加力臂的方法增加训练的阻力。

**5. 侧卧髋关节外展力量训练**

（1）患者侧卧于悬带下方，调整悬带到需要的高度，双侧脚踝固定于悬带，保持臀部和大腿伸直。

（2）下方的腿对悬带施力，使身体离开床面，上方的腿做外展活动，而后返回至起始位。

（3）主要锻炼腹背部和大腿外侧。

## （三）闭链运动——躯干训练示例

**1. 仰卧桥**

（1）调整悬带到需要的高度，使患者仰卧于悬带的下方，双脚固定于悬带上，通过双脚对悬带施力，抬升骨盆离开床面，然后返回至起始位。

（2）主要锻炼腹背部和臀部。

**2. 俯卧桥**

（1）调整悬带到需要的高度，使患者俯卧于悬带的下方，双脚固定于悬带，通过双脚对悬带施力，抬升身体骨盆离开床面，保持身体伸直，而后返回至起始位。

（2）主要锻炼腹背部和大腿前部。

**3. 侧卧桥**

（1）调整悬带到需要的高度，患者侧卧于悬带的下方，使用肘关节支撑身体，脚踝固定于悬带。通过双腿对悬带施力，抬升身体骨盆离开床面并保持身体伸直姿势，而后返回至起始位。

（2）主要锻炼腹背部和大腿外侧。

### （四）悬吊训练的基本原则

（1）训练以闭链运动为主，激活和训练局部的稳定肌。

（2）渐进抗阻训练原则，每次训练要以前一次训练的结果为依据，逐渐增加训练强度，应遵循超量恢复的基本原则进行。

（3）训练中关注患者的真实感受，保持训练姿势的正确性，防止出现错误的运动方式。

（4）在正确的训练基础上加以不稳定因素（如辅以振动技术），或者在不稳定的平面上进行训练，通过训练难度的提升，更有效地刺激局部稳定肌。

## 六、悬吊训练的目的

（1）将肢体进行悬吊，让患者在水平方向上进行运动可以免除重力的作用，达到减除负荷的目的。

（2）利用弹性悬吊绳可以提供外力。

（3）悬带作为支点是不稳定的，利用这种不稳定支撑可以进行相应的运动训练。

## 七、悬吊训练使用注意事项

（1）悬吊训练前，操作者要认真检查设备的牢固性，检查绳索、悬吊带的安全性，防止意外发生。

（2）训练操作前，向患者详细讲解训练过程，请患者了解相关操作，同时详细问诊病史，排除使用禁忌后，请患者积极配合训练治疗。

（3）操作者要严格掌握适宜患者的训练负荷、训练量及训练节奏。保证训练适合患者，达到安全有效的治疗结果。在实施过程中，对患者进行详细讲解及鼓励，控制好患者正确的训练姿势，保证训练质量。

（4）每次训练结束后，询问患者有无任何不适反应，确定训练效果，为以后治疗提供依据。

# 参考文献

[1] 李庆新. 实用临床自然疗法 [M]. 北京：中医古籍出版社，2001.

[2] 陈之罡. 中国传统康复治疗学 [M]. 北京：华夏出版社，2013.

[3] 燕铁斌. 物理治疗学 [M]. 北京：人民卫生出版社，2013.

[4] 燕铁斌. 物理治疗学 [M]. 北京：人民卫生出版社，2018.

[5] 燕铁斌. 现代康复治疗学 [M]. 广州：广东科技出版社，2012.

[6] 蔡华安. 实用康复疗法技术学 [M]. 北京：科学技术出版社，2010.

[7] 张维杰，吴军. 物理因子治疗技术 [M]. 北京：人民卫生出版社，2019.

[8] 刘波. 骨伤康复技术操作手册 [M]. 成都：四川大学出版社，2013.

[9] 曲绵域，于长隆. 实用运动医学 [M]. 北京：北京大学医学出版社，2003.

[10] 黄晓琳，燕铁斌. 康复医学 [M]. 北京：人民卫生出版社，2013.

[11] 林成杰. 物理治疗技术 [M]. 北京：人民卫生出版社，2010.

[12] 何成奇. 物理因子治疗技术 [M]. 北京：人民卫生出版社，2010.

[13] 周国庆，朱秉. 物理因子治疗技术实训指导与学习指导 [M]. 北京：人民卫生出版社，2020.